LE

TYPHUS EXANTHÉMATIQUE

A L'INFIRMERIE CENTRALE DES PRISONS ET A LA SANTÉ

EN 1893

PAR

LE Dr ERN. BARRAULT

Médecin de l'Infirmerie centrale des Prisons de la Seine et de la Maison de la Santé.
Rédacteur en chef de la *Revue de thérapeutique médico-chirurgicale*.

PARIS

BUREAUX DE LA « REVUE DE THÉRAPEUTIQUE MÉDICO-CHIRURGICALE »

6, RUE GIT-LE-CŒUR, 6

1893

LE

TYPHUS EXANTHÉMATIQUE

OUVRAGES DU MÊME AUTEUR

PARALLÈLE DES EAUX MINÉRALES DE FRANCE ET D'ALLEMAGNE. Guide pratique du médecin et du malade. Avec une introduction par M. le Dr MAX DURAND-FARDEL. Paris, J.-B. Baillière et fils, 1872.

DE LA SPLÉNECTOMIE chez l'homme, avec une étude sur la physiolo-de la rate d'après les traveaux de CH. ROBIN. Paris, Vve Adrien Delahaye, 1876.

LE

TYPHUS EXANTHÉMATIQUE

A L'INFIRMERIE CENTRALE DES PRISONS ET A LA SANTÉ

EN 1893

PAR

LE D[r] ERN. BARRAULT

Médecin de l'Infirmerie centrale des Prisons de la Seine et de la Maison de la Santé.
Rédacteur en chef de la *Revue de thérapeutique médico-chirurgicale*.

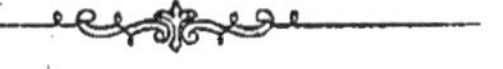

PARIS

BUREAUX DE LA « REVUE DE THÉRAPEUTIQUE MÉDICO-CHIRURGICALE »

6, RUE GIT-LE-CŒUR, 6

1893

AVANT-PROPOS

Un assez grand nombre d'observations de typhus exanthématique ont été publiées ces temps derniers. Presque toutes l'ont été à l'état de cas isolément observés par leurs auteurs. Les circonstances nous ayant mis à même d'en recueillir un groupe plus important sur des malades qui ont pu être suivis depuis le lieu où s'est fait la contagion jusqu'à l'issue de la maladie, il nous a paru qu'il ne serait pas sans intérêt de mettre ces matériaux en œuvre pour préciser avec plus d'exactitude l'ordre, la durée, le mode suivant lesquels se présentent divers phénomènes au cours de l'évolution du typhus et nous rendre un compte plus complet de sa marche et de la thérapeutique à lui opposer.

Bien que ce soit là un travail pénible et passablement ingrat, nous espérons ne pas l'avoir entrepris en pure perte, si nous envisageons les notions indécises que nous avons pu mieux fixer, les assertions inexactes qu'il nous a été possible de redresser et certaines remarques importantes qu'a fait naître dans notre esprit cette étude lente et patiente.

Les plus importants des points qui ont particulièrement arrêté notre attention sont :

Les *limites extrêmes* entre lesquelles peut évoluer chaque période de la maladie;

Les *symptômes généraux et locaux* qui appartiennent en propre à chaque période, leur ordre de succession, la manière dont ils se modifient ou se transforment, lors du passage d'une période à une autre;

L'étude de la *courbe thermique* du typhus : la température atteint habituellement d'emblée son apogée dès l'invasion; elle n'est pas ascendante. La rémission matinale du septième jour est loin d'être constante, à moins qu'on ne veuille faire allusion à cette rémission du matin de jour du l'éruption, qui atteint ordinairement un degré. Alors, elle se montrerait plus souvent au sixième, au cinquième et même au quatrième jour qu'au septième. La défervescence n'est jamais brusque; elle se fait en trois à cinq jours, parfois en lysis. Une chute brusque de la température est un indice grave de collapsus.

L'*éruption* n'est jamais générale d'emblée; elle se complète en deux ou trois jours. Si, le plus souvent, elle affecte la forme rubéolique, il y a encore deux autres formes. La valeur pronostique attribuée par Murchison à l'apparition précoce des taches purpuriques est indéniable.

La période d'éruption est, au point de vue clinique, la plus importante et la plus sévère de la maladie. Tous les décès se produisent pendant son cours.

L'importance du symptôme *constipation* a été exagérée; toujours la *diarrhée* alterne avec elle.

Les *vomissements* paraissent surtout abondants dans les formes où les manifestations pulmonaires du début ont été trouvées nulles ou moindres et les manifestations de l'appareil digestif prédominantes.

L'époque de l'apparition de l'*albumine* dans les urines paraît, comme dans la scarlatine, liée à l'état de la peau.

Au cours du typhus, le rôle de l'*élément catarrhal*, que l'on retrouve dans tous les appareils, est important.

Les *symptômes nerveux* sont observés dès l'invasion. Ils acquièrent leur plus grande acuité pendant l'éruption. Pendant la défervescence, ils sont tellement particuliers qu'ils deviennent pathognomoniques.

Les *troubles du cœur* et de la circulation ont également une grande importance.

Pour ce qui est de l'*influence de l'âge*, les adultes (30 à 45 ans), signalés comme les plus prédisposés, sont moins souvent atteints que les sujets d'âge mûr, les vieillards et les jeunes gens (20 à 30 ans).

Du rôle prépondérant — d'un avis unanime et en dehors de toute idée systématique de spontanéité morbide — qui revient à l'*encombrement*, à la *confination de l'air*, à la *condensation des émanations humaines* pour favoriser la production, la dissémination et activer la contagiosité du typhus, nous apparaît, comme conséquence, que *la première et la plus efficiente indication du traitement* doit être de combattre l'infection par la *restauration de l'hématose* en faisant respirer l'*air pur*, le *grand air* et en recourant aux *inhalations d'oxygène* dans les cas les plus avancés.

Les observations de nos malades, qui ont été traités successivement en salles communes, en cellules d'isolement et, finalement, en plein air, sous la tente, sont démonstratives de cette opinion.

Dans un cas (1) où nous avons recouru à la médication par la *térébenthine, intus et extra,* suivant les indications publiées par le médecin-major Calmette (de Quimper), le résultat a paru être favorable.

La présente relation met bien en évidence la valeur et la puissance des procédés de désinfection, des mesures d'isolement et de prophylaxie pour comprimer et éteindre une épidémie de typhus. Sur une population de plus de neuf cents détenus, nécessairement plus ou moins prédisposés, nous n'avons eu qu'un seul cas de contagion à l'intérieur de la prison.

(1) Sur notre dernier malade en traitement et pendant une récidive de l'éruption.

LE

TYPHUS EXANTHÉMATIQUE

A L'INFIRMERIE CENTRALE DES PRISONS ET A LA SANTÉ

EN 1893

Nous avons assisté, à la fin de mars et en avril 1893, à une épidémie de typhus exanthématique.

Du 23 mars au 6 avril, nous avions, réunis à l'Infirmerie centrale des prisons de la Seine, installée à la prison de la Santé, 13 typhiques : 1 nous avait été envoyé de la Grande-Roquette, 2 de Sainte-Pélagie, 1 de Mazas. Huit autres, provenant du Dépôt, avaient été transférés, pendant la période d'incubation, au quartier commun de la Santé, où ils tombèrent malades. Le treizième cas s'est formé par contagion, à la Santé, sur un détenu qui y était écroué depuis le 4 janvier. Il est à remarquer qu'aucun cas de typhus n'a été relevé sur les détenus du quartier cellulaire. C'est donc un seul cas de contagion sur une population prédisposée d'un millier d'individus, ce qui est fort peu.

De ces 13 typhiques, 8 ont succombé et 5 ont guéri.

Le nombre des typhiques provenant des prisons de Paris, et que l'Infirmerie centrale eût dû recevoir, aurait été beaucoup plus élevé, si, dans la réunion tenue le 8 avril, dans le cabinet de M. le préfet de police, la décision n'avait été prise, sur la proposition de M. Dujardin-Beaumetz, de réunir tous les nouveaux cas de typhus, des prisons et de la ville, dans un service spécial créé à l'annexe de l'Hôtel-Dieu. Du même coup, l'envoi de tous les fiévreux à l'Infirmerie centrale des prisons fut aussi suspendu.

En conséquence de cette décision, l'Infirmerie centrale se trouvait avoir reçu son dernier typhique le 6 avril. Aucun cas ne s'étant plus produit à l'intérieur et le transfèrement des détenus non valides sur la prison de la Santé ayant cessé à partir du 8 avril.

Nous allons maintenant noter les dates des faits principaux survenus dans notre service et des mesures les plus importantes qui y furent prises.

Le 23 mars, admission de notre premier typhique, envoyé par la prison de la Grande-Roquette, sous la rubrique : « entérite ». Il devait être au deuxième ou troisième jour de l'invasion ; T. 40°,8. Le 24, stupeur énorme; T. 39°,6. Le 25, la température tombe à 37° le matin, apparition d'une éruption rubéolique; T. soir 39°4. Le 26, éruption généralisée, beaucoup de taches pétéchiales, d'autres purpuriques. Haleine infecte. T. matin 37°,5; T. soir 38°,4. Il succombe dans la nuit.

A propos de ce premier malade, le mot de typhus fut prononcé en raison de l'extrême stupeur, de l'éruption générale rapidement pétéchiale et purpurique et de la mort rapide. Le rapprochement des symptômes avait frappé l'attention de M. Chantier, interne du service, qui, précisément à ce moment, était sur le point de passer un examen de pathologie interne. Aucun soupçon de typhus n'étant encore parvenu à notre connaissance, il ne fut donné aucune suite à cette remarque.

Le 27 mars est admis un second malade : bronchite aiguë intense, dyspnée pénible; T. 40°. Le 28, insomnie, constipation, extrême agitation, délire, le malade « veut retourner à l'atelier » ; on a toutes les peines à le maintenir dans son lit. Le 29, exanthème rubéolique dsicret, diarrhée, toujours délire. Le 30, exanthème plus abondant. Le 31, pétéchies, large ecchymose à l'hypochondre droit. Dans la nuit du 1er au 2 avril, décès.

Mais, le 1er avril, nous apprenions, par hasard, de M. l'inspecteur général de l'hygiène de l'habitation, notre distingué confrère M. A.-J. Martin, que le typhus avait éclaté au Dépôt, que cette prison avait été évacuée et qu'il allait présider à sa désinfection le lendemain. La lumière se faisait pour nous. Il n'y avait plus de doute. Tout aussitôt nous annonçions à notre confrère que nous avions vu deux cas de typhus à la Santé et que nous y avions pour le moins deux autres malades suspects.

Sans perdre un instant, nous nous transportons à l'Infirmerie centrale. Nous faisons mettre en état, pour une nouvelle affectation, notre quartier d'isolement par les mesures de désinfection ordinaires (nous n'avions pas alors le pulvérisateur à levier) (1). Enfin, le même jour, nous faisons transporter à l'isolement nos deux suspects, notre malade entré le 27 étant alors dans un tel état qu'il n'aurait pas supporté le transport.

Le même jour, 1er avril, nous adressions à l'administration un rapport pour lui signaler *officiellement* la présence du typhus à l'Infirmerie centrale des prisons et aussi à l'intérieur de la maison de la Santé, puisque notre second malade provenait des ateliers.

Du 1er au 5 avril, nous avions pris et rédigé par écrit toutes les mesures nécessaires pour l'isolement des malades, assurer la prophylaxie, régler les communications, améliorer le régime de nos infirmiers, proposé d'améliorer également celui des détenus, etc., toutes mesures qui furent adoptées, le 8 avril, par le conseil présidé par M. le préfet de police.

Le 5 avril, M. l'inspecteur général des services du ministère de l'intérieur, Dr Napias, venait reconnaître l'existence du typhus; un peu plus tard, le même jour, venait M. l'inspecteur général des services sanitaires, Léon Colin. La reconnaissance était d'autant plus aisée à faire que le service d'isolement contenait ce jour 9 typhiques; 3 avaient déjà succombé depuis le début de l'épidémie.

MM. Léon Colin et Napias voulurent bien donner leur approbation à toutes les mesures d'isolement et de prophylaxie que nous avions prises. Ils nous rendirent le grand service de prescrire l'érection sans délai d'une tente.

Le 6 avril venait, à son tour, notre cher maître M. Dujardin-Beaumetz. Il reconnaissait les malades et en rencontrait un de plus que la veille (2), (le 13e). Lui aussi voulait bien sanctionner les mesures que nous avions prises, insister pour la rapide érection de la tente, hâter la nomination d'un second interne que nous attendions, décider avec M. A.-J. Martin et nous-même toutes les mesures nécessaires pour désinfecter nos salles d'infirmerie qui avaient reçu des typhiques.

(1) Obtenu sur une demande de nous en date du 7 avril.

(2) M. Lancereaux a dit que les hommes arrêtés ne séjournaient pas assez longtemps au Dépôt pour qu'il pût croire que l'épidémie parisienne vînt de là; qu'il admettait plutôt la provenance du Nord. Il n'en est pas moins vrai que la rapidité avec laquelle les cas se succédaient dit assez combien on a eu raison d'évacuer immédiatement le Dépôt et quel résultat favorable s'en est suivi.

Ce n'est que le 7 avril au soir que la première tente fut prête. Le même jour nous avions demandé qu'une seconde tente fût installée pour y placer les suspects, afin de tenir hors de la maison tout ce qui touchait ou était soupçonné de toucher au typhus. Cette deuxième tente fut accordée.

Le 8 au matin tous nos typhiques étaient installés dans la tente, terminée la veille.

Le 8 eut lieu, dans le cabinet de M. le préfet de police, et sous sa présidence, la réunion générale des inspecteurs sanitaires, des médecins et des administrateurs des prisons, qui aboutit à la décision que nous avons déjà fait connaître. L'interdit était mis sur la maison : les nouveaux typhiques, envoyés à l'Hôtel-Dieu ; l'Infirmerie centrale ne recevrait plus, jusqu'à nouvel ordre, de fiévreux ; le service des transfèrements de ou sur la Santé était suspendu.

Cette explication était nécessaire pour faire comprendre comment le nombre des typhiques, soignés à l'Infirmerie centrale, s'est trouvé restreint de cette façon et pourquoi nous n'avons pas pu étendre nos observations et nos recherches de thérapeutique autant que nous l'eussions souhaité. La période pendant laquelle nous avons pu observer utilement n'a été que de quelques jours et quand nous avons eu acquis un peu d'expérience, qui nous permettait une intervention plus active, nous ne recevions plus de malades et ceux qui nous restaient en traitement étaient déjà trop avancés vers la convalescence pour que nous pussions essayer utilement des recherches de médication.

Heureusement nos notes et nos feuilles de température nous restaient et ce sont elles qui nous donnent le moyen d'aborder le présent travail et qui en formeront le fond.

DEFINITION DU TYPHUS

CONTAGION — CONTAGIOSITÉ

CONDITIONS PHYSIQUES DE SON DÉVELOPPEMENT

INFLUENCE DE L'AGE

Nous passerons volontairement sous silence ici l'historique du typhus exanthématique, désirant nous restreindre à peu près exclusivement à l'examen des faits cliniques qui se sont présentés à notre observation, à leur description et à leur interprétation.

Tous les auteurs se montrent très indécis sur la place à assigner au typhus exanthématique dans le cadre nosologique. Par nécessité, ils le placent entre la fièvre typhoïde, dont le typhus présente la fièvre continue, les symptômes généraux et nerveux, et les fièvres éruptives. Comme celles-ci, en effet, le typhus est une maladie réglée, à cycles réguliers, qu'il parcourt dans un temps déterminé; surtout, comme elles, il s'accompagne d'un exanthème qui paraît tenir, dans son évolution, un rôle prépondérant et qui représente sa période certainement la plus dangereuse et la plus critique.

On peut définir le typhus exanthématique : une maladie *infectieuse, contagieuse*, faisant partie de la classe des poisons morbides humains, caractérisée, dans ses manifestations cliniques, par deux ordres principaux de phénomènes juxtaposés, l'*état typhoïde* et l'*éruption*, avec une marche régulière et cyclique qui la rapproche bien davantage des fièvres éruptives que de la fièvre typhoïde.

Suivant les lieux, le typhus se montre à l'état endémique ou à l'état endémo-épidémique.

Il ne récidive pas.

Sous le point de vue de l'*étiologie*, on s'efforce actuellement de faire rentrer le typhus dans la règle de la doctrine microbienne, et cela en raison de sa contagiosité trop manifeste; mais une complète démonstration en ce sens n'est pas encore faite, si probable soit-il qu'on parvienne à la faire.

MM. Dubief et Bruhl ont annoncé, en dernier lieu, avoir trouvé un *diplocoque* très ténu, principalement abondant dans les mucosités des organes respiratoires, rare dans le sang et la pulpe splénique, auquel ils attribueraient la contagiosité du typhus. Leurs expériences ne sont encore ni achevées, ni décisives.

M. L.-H. Thoinot avertit qu'il est sur la trace, avec M. le Dr E. Calmette, du germe pathogène du typhus, mais se réserve également avant de se prononcer, leurs études n'étant pas assez avancées.

De son côté, M. Calmette a publié en février 1893, dans les *Annales de micrographie*, des conclusions par lesquelles il indique qu'il a découvert, dans le sang, les urines et surtout dans les crachats des typhiques, des granulations ovoïdes, de nature végétale, appartenant au genre levure (saccharomyces), susceptibles d'être cultivées et de se multiplier, après inoculation dans la trachée d'un animal, *spores-levures* et spirilles qui lui paraissent être l'agent de contage du typhus.

Antérieurement, en 1888, Hlava (de Prague) avait décrit et figuré un *strepto-bacille* auquel il rapportait la cause du typhus.

Malgré cela, il nous faut encore, aujourd'hui, affirmer la *contagiosité du typhus*, sans pouvoir préciser par quel agent elle se fait. Bien mieux, en raison de l'endémicité très tenace que présente le typhus en certains lieux, mais dans des conditions physiques toujours identiques, on entend certains médecins, comme M. Jaccoud, affirmer carrément leur foi dans la *spontanéité du typhus*. Au contraire, on en voit d'autres, comme M. Kelsch prendre la parole pour défendre l'opinion opposée et pousser la théorie microbienne à ses dernières limites en invoquant la *réviviscence* de germes restés plus ou moins longtemps à *l'état latent*.

Théories mises à part, le fait indéniable est que le *typhus exanthématique est très contagieux*. Certains épidémiologistes ont voulu restreindre le pouvoir contagieux au *contact direct*, principalement au toucher des vêtements et du linge sale, soit qu'il se fasse par les produits cutanés, soit par les mucus.

Calmette, Thoinot, Dubief et Bruhl, nous l'avons vu, incriminent surtout *les crachats*.

M. Bucquoy a fait connaître à l'Académie de médecine un fait dont il a été témoin, pendant ses études, à Amiens. Un détenu, atteint de typhus, ayant été amené dans le cabinet d'un juge d'instruction, toutes les personnes qui y étaient présentes à ce moment — une douzaine — furent atteintes du typhus. Ceci exclut le seul contact direct et la seule influence des crachats pour affirmer une activité autrement puissante. Ce fait, nous semble-t-il, impliquerait que l'agent de contage pourrait être véhiculé *par l'air* et, pourtant, presque tous les auteurs contestent au typhus, le rapprochant en cela de la variole, cette puissance d'expansion.

La propagation *par l'eau* est également repoussée.

Si ces diverses notions sont généralement acceptées, elles ne peuvent l'être que sous bénéfice d'inventaire jusqu'au jour où on connaîtra véritablement l'agent de contage du typhus et la manière dont il se comporte en présence des divers éléments.

Si, malgré tout, on veut passer outre et se démander par quelle *voie se fait l'inoculation* du typhus? on ne peut, sur ce point, que se reporter à la constatation des symptômes locaux prédominant au moment de l'invasion comme susceptibles de faire soupçonner la voie de pénétration du contage. On serait alors tenté d'admettre — à propos de nos observations, par exemple — que l'inoculation aurait eu lieu 11 fois sur 13 par la voie pulmonaire et 2 fois seulement par la voie digestive. En effet, tandis que 11 malades présentèrent des manifestations pulmonaires au début, deux (obs. IX et X) n'avaient aucun trouble de cet appareil; par contre, ils offraient les signes d'un embarras gastrique fébrile intense et, dans le cours de la maladie, ils ont présenté des accidents de l'appareil digestif très accusés : vomissements répétés et incoercibles, diarrhée, hémorragies intestinales (hématemése et melæna).

Mais tout cela, nous le répétons, n'est qu'une pure hypothèse. Nous rentrons dans la réalité.

Dans quelles *conditions physiques voit-on se développer le typhus?* Dans l'*encombrement,* résultant d'une accumulation d'*hommes malpropres*, fatigués, surmenés, *déprimés* par la disette, les émotions morales tristes et soumis à l'*action d'un air confiné*, par suite d'un *défaut d'aération,* rendu infectieux par les émanations humaines *concentrées*.

En quels lieux principalement? Dans les armées, les camps, les prisons, les vaisseaux, les hôpitaux. Certains ne voient surtout dans l'accumulation qu'un moyen assuré de multiplier les contacts et, par conséquent, d'étendre la contagion, conservant la principale place au germe.

D'autres donnent, au contraire, à ces conditions physiques une influence primordiale et les déclarent suffisantes à provoquer la *génération spontanée* du typhus. Parmi ceux-ci se trouvent des épidémiologistes de grande marque : en tête, Murchison; avec lui, Wirchow, Theurkauf, Jacquot, l'historiographe du typhus de Crimée, Bouchardat, Fauvel, Jaccoud, Nielly etc.

Nous ne nous attarderons pas à examiner cette discussion, actuellement insoluble. Toutefois nous tenons à déclarer que nous considérons les conditions physiques qui viennent d'être signalées, comme prédisposant tellement à l'explosion et à la dissémination de l'infection typhique, résultant de la concentration des émanations des hommes, de corps sales et de vêtements sordides, que c'est de là que nous faisons découler la première et la plus impérieuse des indications pour le traitement. L'agent le plus actif du traitement du typhus, c'est l'hygiène. Le premier soin qui incombe au médecin traitant, c'est de soustraire les malades à l'influence infectieuse, de s'efforcer d'en neutraliser les effets par les seuls moyens rationnels en son pouvoir : la *respiration de l'air pur*, *l'aération et la ventilation portées au maximum;* dans les cas plus graves, par les *respirations d'oxygène*, *faire la rénovationdel'hématose*. Tous les autres agents de la thérapeutique ne viennent que loin au second plan. Ce que nous avons constaté pendant l'épidémie de la Santé nous laisse conviction entière sur ce point. Nous en reparlerons à l'article du traitement.

INFLUENCE DE L'AGE

L'âge adulte a été signalé comme celui dont l'influence prédisposerait le plus à contracter le typhus. Si nous prenons nos observations pour base, le fait ainsi présenté n'est pas très exact ou, du moins, il est susceptible de recevoir plus de précision.

De nos 13 malades :

2 étaient âgés de 20 et 21 ans ;
3 — 26, 26 et 27 ans ;
2 — 41 ans ;
5 — 53, 54, 57 et 58 ans ;
2 — 62 et 64 ans.

L'âge adulte dans toute sa force n'est donc guère représenté dans cette série. On y trouve la jeunesse (5 cas), 2 adultes, 4 représentants de l'âge mûr et plus que mûr pour des habitués de prison, vieillis par les excès et les privations, et 2 vieillards. L'âge adulte paraît donc être, au contraire, celui qui offre le plus de résistance à la *contagion*.

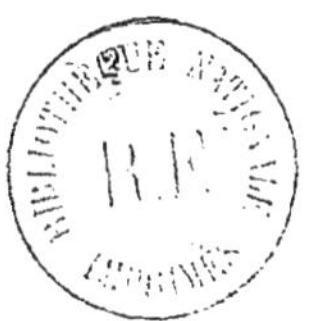

DESCRIPTION

Symptomes. — Marche.

DIAGNOSTIC ET TRAITEMENT

Pour procéder à la description du typhus exanthématique, nous suivrons l'ordre des périodes qu'il présente dans sa marche naturelle et, nous efforçant, d'après nos observations, d'en dégager avec un soin méticuleux la notion de la durée propre à chacune d'elles, et les divers symptômes qui leur servent de caractéristique, nous décrirons :

1° La période d'incubation ;
2° — d'invasion ;
3° — d'eruption ;
4° La desquamation et la convalescence.

Mais ce serait mal faire connaître la physionomie si spéciale du typhus que d'omettre d'insister, dans cette description, sur certains caractères de la marche de cette maladie, sur le degré de fréquence et la valeur de certains symptômes, sur certaines complications.

C'est pourquoi, après avoir décrit la période d'éruption, nous parlerons dans autant de paragraphes particuliers :

1° De la *rechute de l'éruption*, dont nous avons observé un cas ;

2° De la fréquence et de la valeur de quelques symptômes : *Constipation*, *diarrhée, vomissements,* de l'*albumine* (1) dans l'urine, de l'*épistaxis*, de *l'hématémèse*, du *melæna,* symptômes que nous avons tous observés ;

3° Du *rôle* que joue l'*élément catarrhal* dans le typhus ;

4° De la marche de la *fièvre* et de la *défervescence ;*

5° D'une *complication* observée, l'*escaarre du sacrum*.

La *période de desquamation* et la *convalescence*, pendant laquelle la première se fait, ne se prêtent qu'à peu de développements.

Dans l'article consacré au diagnostic, nous n'envisagerons que

(1) La recherche de l'*albumine* a été suivie par M. G. Roger, pharmacien de la Santé.

les trois maladies avec lesquelles il nous paraît possible qu'on éprouve de l'hésitation et seulement au début : influenza, fièvre typhoïde, rougeole.

Le résultat des examens *anatomo-pathologiques* auxquels nous nous sommes livrés est négatif.

Nous n'avons fait aucune recherche bactériologique.

Nous aurons davantage à dire au point de vue du traitement.

1° *Période d'incubation,*

On a généralement assigné à l'incubation du typhus exanthématique une durée de 10 à 12 jours. Cette évaluation, ainsi présentée, d'une façon approximative, indique qu'il ne s'agit que d'une moyenne. Si c'est ainsi que les choses se présentent le plus souvent, il n'en est pas moins vrai que la durée de l'incubation peut varier dans des limites bien plus considérables.

Si, pour deux de nos malades (obs. I et VI), nous n'avons pu nous procurer des renseignements précis, qui permissent de fixer exactement la durée de l'incubation — ces deux malades ayant été envoyés à l'Infirmerie centrale des prisons en pleine invasion, — nous avons été mieux servis pour les autres.

En prenant, comme point de départ, la date de l'entrée au Dépôt et en comptant les jours qui suivent jusqu'au moment de l'invasion, nous avons trouvé pour les 11 autres :

Que, chez 4, la durée de l'incubation avait été inférieure à 10 jours : obs. XII, de 4 à 5 jours seulement ; obs. VII, de 6 à 7 jours ; obs. IX, 9 jours ;

Que chez 2 elle avait été de 12 jours (obs. XI et XIII) ;

Que chez 2 autres, elle avait été de 14 jours (obs. II et III) ;

Enfin qu'une fois elle avait été de 17 jours (obs. X), et deux fois de 20 jours (obs. IV et V).

Un fait, qui tend à faire admettre que la durée de l'incubation est variable, et variable sans doute suivant les conditions de réceptivité dans lesquelles se trouvent ceux que l'agent de contage atteint, est le suivant. Dans le groupe des hommes, qui ont été évacués du Dépôt le 13 mars sur la prison de la Santé, s'en trouvaient trois qui étaient en incubation de typhus. Or voilà ce que nous remarquons à leur sujet :

L'un (obs. II) tombe malade le 27 mars, soit après 14 jours ;

Un second (obs. X) le 30 mars, soit le 17e jour ;

Un troisième (obs. IV) le 2 avril seulement, soit après 20 jours. Entre les malades (obs. II et IV) il existe donc un écart de 6 jours. De ce groupe, un seul guérit, le second.

Par contre, dans la fournée qui quitte le Dépôt le 21 mars, se trouvent deux futurs typhiques (obs. XI et XIII), mais ceux-là tombent malades le même jour, après 12 jours d'incubation. Si l'un d'eux (obs. XI), qui est un homme âgé de 53 ans et complètement usé, se présente à la consultation le 30 mars, il n'entre pourtant en invasion que le 2 avril. Chez lui, l'invasion a été précédée de prodromes. L'autre n'est âgé que de 20 ans (obs. XIII) ; il se sent malade le 2 avril, mais ne se présente pas à la consultation. Il diffère jusqu'au 6 avril et quand il se présente à la visite, il est déjà en pleine éruption. Le vieux guérit, le jeune succombe le septième jour à partir de l'invasion.

2° *Période d'invasion.*

L'invasion est ordinairement soudaine, brusque, si violente qu'il est exceptionnel (obs. XIII) que les malades ne s'alitent pas dès son apparition. Elle se marque par un frisson, parfois aussi intense que celui de la pneumonie, au moins par des frissonnements, de l'accablement, de la courbature générale, du brisement, du mal de tête, des éblouissements, des vertiges, de l'insomnie,

D'emblée, la température monte ; elle atteint 40° dès le premier soir et dépasse communément ce nombre de quelques dizièmes. Au lit, le malade reste allongé sur le dos, les yeux demi-clos ou clos, anéanti, prostré. Il répond à peine aux questions, d'autres fois régulièrement, mais avec effort. Il y a de l'obtusion intellectuelle, de la confusion des idées, de l'hésitation de la parole. La face est congestionnée, légèrement tuméfiée, les conjonctives injectées, les yeux rouges et larmoyants.

Parmi les troubles fonctionnels qui se montrent à cette période de début, ceux qui sont observés le plus souvent sont des manifestations pulmonaires. Sur 13 malades que nous avons observés, 10 présentaient, à des degrés divers, des signes d'inflammation ou de congestion de l'appareil pulmonaire : bronchite, congestion pulmonaire, broncho-pneumonie ; un malade, tuberculeux, portait une pneumonie du sommet, autour d'une caverne. La dyspnée est la règle.

Chez les 3 autres malades (obs. VII, IX et X), dont l'appareil respiratoire était resté indemne, on constatait les signes de l'embarras gastrique fébrile, avec stupeur, état typhoïde extrêmement accusés et une céphalalgie exceptionnellement pénible, si pénible, que l'un d'eux (obs. X) ne se décidait qu'à grand'peine à entr'-ouvrir les yeux et à répondre aux questions, tant il souffrait, bien qu'il eût encore l'esprit fort présent. C'est avec les cas de cette forme que la confusion avec la fièvre typhoïde est particulièrement facile au début.

Chez tous, on constate de l'insomnie avec agitation ou un demi-sommeil avec rêvasseries. Il est commun d'observer de l'hyperestésie cutanée par places.

Pendant le premier et le second jour, la diarrhée est un phénomène fréquent (obs. I, IV, V, VII et VIII), qui cesse bientôt pour feire place à la constipation. Chez d'autres, ce n'est que le troisième ou quatrième jour que la diarrhée apparaît, ou bien elle accompagne le commencement de l'éruption et le malade est alors assez prostré et les phénomènes nerveux assez accusés pour qu'il laisse aller les matières sous lui. Malgré cela, le ventre reste ordinairement souple et indolore à la pression. Dans des cas moins nombreux, on le trouve ballonné, mais toujours indolore.

A cette période de premier début, la prostration, la stupeur, l'adynamie, avec une température très-élevée qui ne subit qu'une faible rémission matinale, existent seules. La trémulation musculaire, les spasmes, l'agitation, le délire, la carphologie, l'ataxo-adynamie en un mot, à une période un peu plus avancée, se montrent au voisinage de l'éruption et pendant les quatre ou cinq premiers jours de celle-ci. Le cœur ne présente rien d'anormal, si ce n'est la rapidité de ses contractions, qui atteignent 90 et 100, pour arriver à 120 et 130. Les urines sont rares.

Vers le troisième jour, quelquefois plus tard, le malade est pris d'agitation, de délire, principalement la nuit; il a des rêves de sa profession, des cauchemars. L'haleine exhale une odeur caractéristique, repoussante et infecte. On constate de la dureté de l'ouïe, une demi-surdité et même une surdité complète qui, chez certains malades, se prolongera fort longtemps et se reproduira par crises.

Généralement, la température, déjà si élevée le premier jour, monte encore de quelques dixièmes les deux autres jours suivants, ou bien elle se maintient à peu près invariable au même degré. Quelquefois elle baisse le second jour, pour dépasser au troisième et au quatrième le chiffre du premier jour. Dans tous les cas, la rémission matinale, excepté le jour où se fait l'éruption et où l'on voit souvent une chute d'un degré, reperdu le même soir, est très peu marquée. Cette allure restera la même pendant toute la période d'état de la maladie, si bien que si l'on constate un jour une chute plus forte, il faut y voir l'effet d'un collapsus d'un très fâcheux pronostic.

Chez le premier typhique que nous avons observé (obs. I) et qui devait être au second ou au troisième jour de l'invasion lorsqu'il fut adressé à l'Infirmerie centrale, on constata, à l'arrivée, une température de 40°,8. Le lendemain, elle était à 39°,6; le jour d'après, soit le quatrième ou le cinquième depuis l'invasion, la température tombait le matin à 37° et apparaissait l'éruption. Le soir, elle était remontée à 39°; le lendemain au soir, il succombait à 38°,4.

Des vomissements se produisent assez souvent pendant la période d'invasion, vers les second et troisième jours. Chez ces mêmes malades, nous les avons vu reparaître pendant la période d'éruption et, parfois, avec tant de persistance que nous avons dû, dans un cas (obs. X), recourir au lavage de l'estomac. Il en est de même des épistaxis qui, sans être très abondantes, peuvent se reproduire avec fréquence.

L'angine érythémateuse est encore un autre accident de la période d'invasion et elle s'accompagne d'une certaine raucité de la voix, à moins que l'adynamie ne soit telle que la voix ne s'éteigne.

A mesure que l'on approche de la période d'éruption, on voit augmenter l'agitation, naître le délire, s'il n'avait pas encore paru; se produire la trémulation musculaire, les contractions spasmodiques, la carphologie et s'exagérer l'insomnie qui, chez beaucoup, existait dès le début.

De même, la langue qui était simplement suburrale et blanche, au début, mais encore humide, se dessèche graduellement, devient vernissée, fendillée, sèche, brune et rôtie.

A ce moment, les troubles respiratoires, chez ceux qui en présentaient à l'entrée, s'accusent davantage, non par la toux, qui, quinteuse et fatigante, reste pourtant modérée, mais par la dyspnée résultant d'une hypostase plus accentuée des poumons.

La *durée* de la période d'invasion peut être fixée, en moyenne, à 4 ou 5 jours. Si nous nous en tenons aux indices fournis par nos observations, nous voyons que les nombres de 4 et de 5 jours l'emportent de beaucoup : Dans 5 cas, elle fut de quatre jours (obs. I, VII, X, XIII) et dans 5 autres de cinq (obs. III, IV, V, VI, VIII). Nous ne comptons que 2 invasions de 3 jours (obs. II, et IX) et une seule de six jours (obs. XII).

Pendant toute la seconde moitié de la période d'invasion, on assiste à une aggravation des syptômes généraux, bien que la fièvre se maintienne à peu près au même degré ou même baisse légèrement. A la stupeur et à la simple adynamie du début viennent se joindre une agitation qui, dans certains cas, devient extrême, un délire plus accusé et plus violent, de l'ataxie des mouvements, de la trémulation musculaire, de la carphologie. La langue reste blanche à son centre, rouge sur ses bords, mais se sèche et commence à se fendiller. Le cœur commence à faiblir, son impulsion est de plus en plus rapide et sa force diminue. Le pouls devient dépressible, faible, petit, parfois irrégulier, arythmique, pour aboutir un peu plus tard, à une syncope qui terminera la scène.

3° *Période d'éruption*

L'apparition de l'éruption n'apportera pas de soulagement au malade, bien qu'il soit habituel que, le matin du jour où elle se fait, la température tombe de près d'un degré ou même d'un degré tout entier (obs. II, VI, VII, X et XI). Mais le soir de ce même jour, la tempéarture est remontée au chiffre qu'elle atteignait la veille et que, dans quelques cas, elle dépassera même les jours suivants.

Au contraire, le typhique ne fait qu'entrer dans la période véritablement grave et la plus dangereuse de la maladie, de même qu'il est parvenu à son stade le plus pénible.

Nous allons, en effet, voir apparaître, s'ils n'existent déjà, le délire, l'ataxie qui viendra s'ajouter à l'adymanie du début, la diarrhée, les évacuations involontaires.

Quand une issue funeste doit se produire, c'est presque

toujours pendant la première semaine de la période d'éruption qu'elle survient, vers le milieu ou la fin du septenaire.

Comment se fait l'éruption ?

D'abord, peut-elle manquer ? Nous n'en avons pas vu d'exemple.

Peut-elle être si discrète et si indistincte qu'il faille la chercher et qu'elle reste même fort difficile et presque impossible à constater nettement ?

Sur des peaux velues, rugueuses ou ichthyosiques, il nous est arrivé deux fois (obs. VII etVIII) de rester dans le doute sur son apparition. Mais l'un de ces malades, le seul qui ait guéri, a présenté, pendant la convalescence, une fine desquamation furfuracée. L'éruption avait donc bien réellement existé.

Nous n'avons pas observé de cas où elle fût si fugace qu'elle pût apparaître et disparaître en quelques heures, comme on l'a écrit ces temps derniers.

Son apparition n'est pas totale d'emblée, comme on l'a dit, mais, au contraire, graduelle, elle met deux à trois jours à se compléter. Elle commence sur le haut du tronc, débute le plus souvent par le voisinage des aisselles, la base du thorax, l'épigastre, le ventre, puis se généralise au tronc, s'étend aux membres et aux extrémités. Elle respecte la face et le cou.

L'exanthème n'est pas identique chez tous les malades. Il n'est pas davantage *identique à lui-même*, chez le même malade, dans les diverses phases de son évolution.

Reprenons ces deux questions par ordre.

A son apparition, l'exanthème n'est pas d'aspect et de dispositions identiques chez tous les malades et nous l'avons vu, au contraire, se présenter sous trois formes très différentes :

1° La forme *rubéolique;*

2° La forme de *papules plates lenticulaires* d'un rouge vineux sombre, exagération, pour les dimensions, la coloration et le nombre, des taches rosées lenticulaires de la fiève tyrphoïde ;

3° La forme de *marbrures.*

1° *L'exanthème* du type *rubéolique* est celui qu'il est le plus commun d'observer. Nous le notons huit fois sur treize observations.

Il est constitué par des taches formant une très légère élevure, irrégulièrement arrondies, à bords plus profondément déchiquetés et plus anfractueux que ceux des taches de rougeole, ayant aussi une dimension plus grande, une couleur d'un rouge plus foncé et plus sombre. Ces taches reposent sur une peau moins injectée et plus blanche que celles de la rougeole. Le premier, jour on les rencontre surtout sur le tronc ; le second, elles ont beaucoup augmenté en nombre et en étendue. Le troisième ou le quatrième, il arrive souvent qu'on les trouve confluentes et elles frappent surtout par leur abondance à la face dorsale des mains et aux jambes.

Au commencement, elles disparaissent complètement sous la pression du doigt. Vers le quatrième jour, il est fréquent qu'un certain nombre commencent à devenir ecchymotiques. Dans les cas graves, dès le deuxième jour elles deviennent pétéchiales ; d'autres fois purpuriques et c'est là un indice fâcheux.

2° La forme en *papules lenticulaires* reproduit, en l'exagérant, le type des taches rosées de la fièvre typhoïde. Leurs contours sont nets, irrégulièrement arrondis, leur saillie est plus marquée, leur coloration d'un rouge intense, un peu sombre. Leur siège est sur le ventre, la poitrine, les cuisses. Vers le quatrième ou le cinquième jour, elles deviennent ecchymotiques. Nous avons noté deux fois cette forme : très abondante et très nette dans un cas (obs. IX), très discrète et difficilement apparente, au début, dans l'autre (obs. III).

3° La forme en *marbrures* nous trouve moins affirmatif et voici pourquoi. Nous ne l'avons entrevue que deux fois. La première sur un malade que nous n'avons pu observer qu'un seul jour (obs. IV) et sur l'évolution de la maladie duquel nous étions peu renseignés. Comme ces marbrures, lorsque nous les avons observées, paraissaient déjà sous-épidermiques, c'est-à-dire pétéchiales, il est possible que l'éruptioe ait présenté d'autres caractères avant que le malade ait été envoyé dans le service.

Le second cas (obs. VII), dans lequel nous avons cru reconnaître des marbrures, à force de recherches minutieuses, était précisément un de ceux que nous avons signalés comme ayant présenté une éruption très difficile à distinguer. Forme à part, nous sommes pourtant autorisé à affirmer que cette éruption a existé, puisque nous avons constaté une fine desquamation furfuracée pendant la convalescence.

Enfin, sur un dernier malade (obs. VIII), nous sommes à grand'-peine parvenus à reconnaître des taches rares et si peu distinctes, sur une peau velue, rugueuse et ichthyosique, qu'il ne nous est pas possible de préciser leurs caractères. Ce malade ayant succombé, nous n'avons pas eu la démonstration par la desquamation.

L'exanthème ne reste pas identique à lui-même dans les diverses phases de son évolution. On l'a déjà compris, par ce fait énoncé à plusieurs reprises, que vers le troisième ou le quatrième jour, quelquefois presque dès le jour de leur apparition, certaines taches deviennent ecchymotiques ou purpuriques. Alors, elles ne s'effacent plus sous la pression du doigt; elles deviennes plus brunes, apparaissent dans une situation sous-épidermique. Chez certains malades gravement atteints, les taches deviennent purpuriques presque d'emblée (obs. I) et ce signe est d'un très mauvais pronostic.

A côté des taches, il convient de placer ces *larges infiltrations sanguines interstitielles* que nous avons observées deux fois. L'une (obs. I), que l'autopsie nous a montré intéresser la paroi de l'abdomen dans toute sa largeur et du pubis à l'ombilic, en hauteur. L'autre, qui occupait une surface de l'étendu de la paume de la main sur l'hypocondre droit (obs. II).

D'après nos observations, la *durée* de la période d'éruption se trouve comprise entre dix (obs. XII) et dix-huit jours. Le nombre le plus fréquent est au voisinage de douze jours (obs. VII, IX et X). Quant au malade, dont l'éruption a duré dix-huit jours (obs. XI), il paraît avoir éprouvé une rechute et semble avoir fait deux éruptions successives. Il en sera reparlé un peu plus loin.

Un point sur lequel il convient d'insister, c'est sur l'*extrême gravité que comporte la période d'éruption*. Elle est la seule pendant laquelle nous ayons vu se produire des décès. La mort survient souvent dès le troisième jour de son existence, bien moins souvent après une semaine. A un autre point de vue, l'éruption est encore une période grave en ce sens que le délire, l'agitation et les autres troubles nerveux s'exagèrent au moins pendant les trois ou quatre premiers jours de son existence. C'est à ce moment que l'ataxo-adynamie est le plus marquée et c'est presque toujours pendant sa durée que l'on constate la paralysie du rectum et de la vessie et l'incontinence des matières.

A ces symptômes si graves, et toujours sous la dépendance des troubles nerveux, vient s'ajouter l'*asthénie cardiaque*. Les battements du cœur, extrêmement précipités, deviennent de plus en plus faibles. On ne voit plus les chocs de la pointe contre la paroi thoracique; à peine les perçoit-on par un palper attentif. Le pouls est d'une mollesse et d'une faiblesse inusités; parfois il est arythmique. Cette faiblesse du cœur, jointe à une thermalité très élevée et à des troubles pulmonaires le plus souvent concomitants ne peuvent que hâter la terminaison fatale soit que le fait vienne du cœur, par syncope, soit par hypostase et asphyxie.

Dans les cas au contraire où la maladie doit prendre un cours plus favorable, il est ordinaire de voir graduellement diminuer et disparaître, de trois à cinq jours après l'apparition de l'éruption, les phénomènes nerveux graves d'ordre ataxique, le délire agité et le désordre des mouvements. Le malade retombe alors dans la prostration. Il continue bien à délirer, mais sous une forme plus tranquille. Il est même ordinaire qu'il y ait un délire de jour et un autre de nuit, tout à fait différents l'un de l'autre. Le second est toujours le plus agité. Quelquefois ce délire peut être gai et le malade chante. D'autres fois, ce délire est monotone; le malade ne cesse de marmotter ou bien, s'il parle à haute voix, il répète toujours la même chose ou fait sans cesse la même demande : « Je veux aller me promener à l'air. »

RECHUTE PENDANT L'ÉRUPTION

Un de nos malades (obs. XI) a présenté deux éruptions successives à douze jours d'intervalle. A chaque fois, nous avons vu reparaître toute la série des symptômes généraux que nous avons exposés plus haut comme accompagnant l'éruption. A une éruption qui commençait à pâlir et à disparaître, après avoir eu une évolution complète de douze jours, avec taches ecchymotiques et purpuriques par places, nous en avons vu succéder une seconde en tout semblable à la première, qui s'est accompagnée des mêmes phénomènes généraux et qui a évolué en tout de la même façon, quoique avec beaucoup plus de rapidité et de bénignité. Il ne peut être douteux que nous ayons assisté à une véritable rechute. D'ailleurs, nous allons placer sous les yeux du lecteur cette intéressante observation :

OBSERVATION XI

M... (A.), 53 ans, papetier. Débilité, amaigri, épuisé, paraît bien plus que son âge.

Arrêté le 16 mars; au Dépôt jusqu'au 20; tansféré au quartier commun de la Santé le 21 mars, atelier des poils de lapin.

Le 30 mars. Se présente à la consultation, indisposé.

Le 2 avril. Fièvre, céphalalgie, courbature; admis à l'infirmerie de la maison.

Le 4. Bronchite intense, râles sébilans et ronflants des deux côtés; phénomènes généraux graves : abattement, prostration, face congestionnée. T. 40°,2, rien au cœur, pas de troubles de l'appareil digestif, si ce n'est l'anorexie; urines normales. En raison de la fièvre élevée, de la prostration, de la face congestionnée, de l'habitus général, on le fait passer à l'infirmerie d'isolement.

Le 5. Mêmes signes, en plus diarrhée séreuse très fétide.

Le 6. Quelques taches isolées, toujours prostré. Obtusion intellectuelle, confusion des idées, agitation la nuit, somnolence dans le jour. Troubles respiratoires plutôt moindres.

Le 7. Taches rubéoliques devenues très abondantes, demi-surdité, diarrhée, laisse aller sous lui.

Le 8. Le nombre des taches est encore accru : elles deviennent confluentes, déjà ecchymotiques par places. La stupeur est devenue telle que le malade se refuse à prendre quoi que ce soit. Commence à délirer, délire calme, tremblement des mains.

Le 9. Inerte dans son lit, toujours évacuations involontaires, carphologie, surdité complète. Pouls faible, très régulier. Continuation du délire.

Le 10. Toujours même prostration, la diarrhée se modère; continue à délirer. Cœur faible, irrégulier, premier bruit mal entendu. Apparition de l'albumine dans l'urine.

Le 11. Œdème des bourses, des fesses, des cuisses; paupières bouffies; cœur même état. L'état général continue à être très mauvais.

Le 12. Même état précaire. On ne peut tirer un mot du malade. Presque toutes les taches sont devenues ecchymotiques; quelques taches purpuriques aux jambes.

Le délire succède à la prostration, même dans le jour. Céphalalgie. Contractions spasmodiques des muscles des doigts. Le cœur tient bon.

Les 13, 14. Un peu plus de calme.

Le 15. Délire continuel; a des hallucinations, se lève, chante.

Le 17. L'agitation a de nouveau fait place à la prostration; extrême faiblesse. On s'attend à un dénouement fatal très prochain. On a constaté une large escarre au sacrum.

L'éruption, qui commençait à pâlir, *reparaît plus vive et plus abondante que jamais.* L'anasarque est plus marqué. Pourtant très peu d'albumine dans l'urine. Le malade somnolent, tout à fait inerte.

Le 18. La situation est un peu moins mauvaise.

Le 19. La nuit a été calme, le malade a dormi.

Le 20. Amélioration très réelle; la défervescence commence. L'albumine a disparu. Il y a toujours de l'œdème.

Le 24. L'escarre du sacrum est déjà guérie (lavages à la solution de sublimé à 1/1000, pansement poudre de salol et quinquina, coussin épais de ouate hydrophile. L'œdème en grande partie disparu. Les taches sont presque toutes effacées.

Desquamation.

La convalescence a été très lente et difficile, quoique sans incident. Le 6 juin, le malade est encore mal assuré sur ses jambes, faible, quoiqu'il se déclare bien portant. Tremblement sénile; dévide du fil.

RÉSUMÉ

Incubation : 14 jours.
Invasion : 4 jours.
Eruption : 18 jours (avec la récidive).
Durée totale : 22 jours.

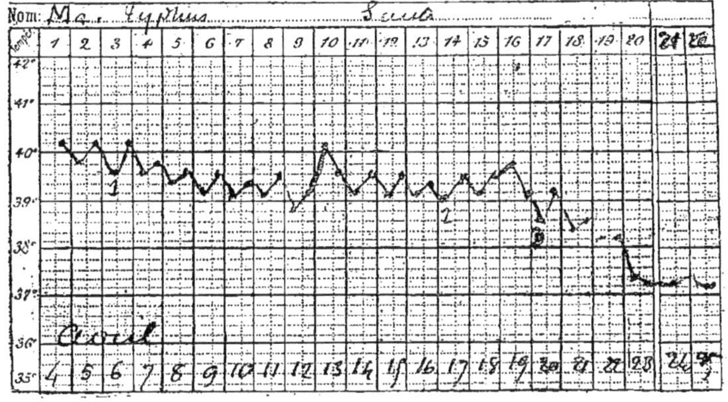

La température n'a été régulièrement prise qu'à partir du 3e jour de l'invasion. 1. Eruption. — 2. Rechute de l'éruption et escarre du sacrum. — 3. Défervescence.

DE LA FRÉQUENCE ET DE LA VALEUR DE QUELQUES SYMPTOMES

On a beaucoup insisté sur l'existence de quelques symptômes, tant au point de vue du diagnostic que de la marche de la maladie.

C'est ainsi que l'on signale la *constipation* comme un état particulier au typhus exanthématique et qui doit servir à faire le diagnostic différentiel avec la fièvre typhoïde.

Si nous interrogeons nos observations, nous trouvons que trois malades n'ont rien présenté de spécial du côté de l'appareil digestif;

Que deux seulement ont offert de la constipation (obs. IV et XIII), tandis que les huit autres ont présenté de la diarrhée, à des degrés variables et à diverses périodes de la maladie.

Il est commun que de la *diarrhée* se produise au premier jour de l'invasion, pour faire place ensuite à la constipation. Mais, au moment ou pendant le cours de l'éruption, la diarrhée reparaît et se maintient assez longtemps et avec assez d'abondance pour que, l'adynamie aidant, le malade laisse aller les matières sous lui (obs. I, VII, XI et XII). Un malade, qui ne présenta pas d'incontinence, a eu des selles noires qui paraissaient chargées de sang (obs. X).

Les *vomissements* constituent un autre symptôme assez commun pour que nous l'ayons relevé sur cinq de nos malades, tantôt au début de l'invasion, plus souvent, et surtout avec plus de persistance, pendant la durée de l'éruption. Deux des malades (obs. IX et X) qui, lors de l'invasion, ne présentaient que des signes d'embarras gastrique fébrile, ont surtout été en proie à des vomissements répétés et fatigants. Tous les deux ont eu une ou deux fois des vomissements noirs, qui nous ont paru mêlés de sang. Chez le malade de l'observation X les vomissements se sont reproduits avec tant de persistance que, après avoir vu échouer tous les moyens ordinaires, il nous a fallu recourir au lavage de l'estomac, répété plusieurs jours de suite, pour les arrêter.

La présence de l'*albumine* dans les urines a été constatée chez quatre de nos malades, soit environ le tiers des cas. Chez tous, elle ne s'y est montrée qu'à partir de l'éruption et avec peu d'abondance. Deux de ces malades ont succombé (obs. II et VI). Chez les deux autres malades (obs. X et XI), que nous avons pu suivre et qui ont guéri, l'albumine est toujours restée en petite quantité. Toutefois chez l'un d'eux (obs. XI), il y eut corrélation de tout un ensemble de symptômes si précis qu'ils méritent d'être signalés.

Le malade était au quatrième jour de l'éruption, quand on constata la présence de l'albumine. Le cœur battait faiblement, irrégulièrement, son premier bruit était à peine distinct, le pouls petit. Le lendemain, on notait du boursoufflement des paupières, de l'œdème des bourses et des cuisses, à leur partie déclive.

L'albumine persista pendant une semaine dans la même proportion, bien que l'état général fût des plus précaires et qu'une large escarre se fut formée au sacrum. Néanmoins, le onzième jour, l'albumine avait complètement disparu. Elle ne reparut pas pendant la durée de la rechûte. Malgré cela, on constatait encore la persistance d'un peu d'œdème, ce qui porte à penser que celui-ci n'était pas tout entier sous la dépendance de la néphrite, mais que l'état général de ce malade, âgé, usé et foncièrement débilité avait dû prendre une part à sa production.

Enfin, les *épistaxis* répétées, l'*hématémèse* et le *melæna* sont des symptômes qui ont été présentés par deux de nos malades (obs. IX et X) et, à ce propos, nous ferons remarquer que ces malades sont ceux qui ont offert, au début, des signes d'embarras gastrique fébrile et qui se pretaient le mieux à un confusion avec une fièvre typhoïde commençante.

DU ROLE DE L'ÉLÉMENT CATARRHAL DANS LE TYPHUS

Après les courtes remarques que nous venons de faire sur le degré de fréquence et la valeur séméiologique, dans le typhus, des divers symptômes que nous venons de passer en revue, il nous paraît difficile de ne pas insister sur le rôle considérable que joue l'*élément catarrhal* dans les manifestations par lesquelles se révèle cette maladie.

On le retrouve dans tout son cours et diversement localisé. Au début, on le constate sur la conjonctive oculaire, les muqueuses de la bouche, du pharynx, du larynx, de la trachée, des bronches. A la période d'invasion, chez dix sur treize de nos malades, il a si profondément atteint tout l'appareil respiratoire qu'il imprime son expression aux manifestations morbides qui attirent tout d'abord l'attention.

Un peu plus tôt, un peu plus tard, et cela chez tous les malades, il se manifeste sur l'appareil digestif par de la diarrhée muqueuse, quelquefois par des vomissements de même nature, moins souvent par ces deux ordres d'accidents à la fois.

Enfin, il nous paraît fort probable que c'est encore lui, en se propageant à la trompe d'Eustache et peut-être à l'oreille moyenne, qui cause ces états de demi-surdité ou de surdité, si soudains et si singuliers par leur intermittence.

DE LA FIÈVRE

Dès le jour de l'invasion, la température dépasse habituellement 40° et, d'ordinaire, elle se maintient au-dessus de ce point jusqu'au jour de l'apparition de l'éruption, ne présentant entre le matin et le soir qu'une différence de quelques dizièmes de degré. Si, parfois, les oscillations sont plus étendues et la descente plus marquée, on voit la température remonter à sa hauteur première l'avant-veille ou la veille du jour de l'éruption.

Le jour de l'éruption, nous l'avons dit déjà, il y a presque toujours, le matin, une chute d'un degré, qui est reperdu le soir.

A partir du lendemain du jour où l'éruption est apparue, la chaleur diminue un peu et la ligne des indices thermiques quotidiens reste comprise entre 39° et 40°.

Au moment où la défervescence va se produire, on voit celle-ci être annoncée par une véritable crise et la température remonter au voisinage de 40° et même dépasser ce point, pour redescendre ensuite à la normale, d'une façon plus ou moins saccadée ou lentement graduelle, mais jamais brusque.

Chez le malade que nous avons signalé comme ayant eu une rechute, manifestée par une nouvelle poussée d'éruption (obs. XI), ce phénomène critique s'est produit aux deux fois.

DE LA DÉFERVESCENCE

A l'encontre de ce qui a été affirmé dans un certain nombre d'articles et même d'observations avec courbes thermiques, publiés dans ces derniers temps, aucun de nos malades n'a fait une défervescence brusque plus au moins analogue à celle que l'on observe dans la pneumonie. Deux l'ont faite en cinq (obs. XI) et six jours (obs. VII); les trois autres d'une façon moins régulière dans un laps de temps qui a varié entre quatre et sept jours. Les courbes thermiques que nous publions nous dispensent d'insister plus longuement sur ce point.

Dans le cours de la défervescence, il se passe dans l'*habitus* des malades, dans leur *facies* et dans leur manière d'être quelque chose de fort frappant et qu'on ne voit au même degré dans nulle autre maladie. Jusque-là, prostrés, hébétés, inertes, sans cesse somnolents ou délirant, on les voit tout à coup s'animer, s'intéresser à ce qui les entoure, se dresser sur leur séant, vous regarder avec une expression où il y a encore quelque chose d'étonné et de vague et, presque toujours, vous demander à manger par les premiers mots qu'ils prononcent.

Pourtant, tout n'est pas fini, la fièvre n'a que peu baissé, elle est entre 38° et 39° et il y a discordance manifeste entre l'état que présente le malade et sa température. Aussi n'est-on pas trop surpris quand, le lendemain ou même quelques heures plus tard, on retrouve le malade en proie à son même délire, qui est devenu toutefois plus calme et parfois gai, ou plongé dans un lourd sommeil. Cette alternance entre le retour à l'état normal et l'état nerveux typhique se reproduit, pendant le jour, durant toute la durée de la défervescence. Durant la nuit, le délire continue à prédominer sur l'autre état.

Chez un de nos malades, dont le début de la maladie s'était manifesté par une *céphalalgie* persistante et exceptionnellement intense jointe à des signes d'embarras gastrique fébrile, qui en avaient d'abord imposé pour une fièvre typhoïde, nous avons vu cette même céphalalgie féroce se reproduire pendant la défervescence. Elle a cédé à la phénacétine.

Pendant la défervescence, on voit les taches graduellement s'effacer et, très lentement, disparaître celles qui étaient devenues pétéchiales. On n'observe pas de crise sudorale. Les *sudamina*, que nous avons rencontrés en très grand nombre chez quelques malades, ont toujours accompagné l'éruption.

ESCARRE DU SACRUM

Le seul cas d'escarre du sacrum, que nous ayons constaté pendant l'évolution du typhus, s'est produit pendant la durée d'une période d'éruption et a coincidé avec l'apparition d'une rechute. Elle est survenue vers le onzième jour et s'est formée très rapidement. Tous les tissus qui recouvraient la région sacrée étaient d'une pâleur livide très accusée. Le cercle inflammatoire qui, d'ordinaire, enchâsse l'escarre, était très peu marqué. Celle-ci était plutôt d'un jaune brunâtre, qu'elle n'était noire. Pourtant le pus et la sérosité s'en écoulaient en abondance. Elle fut pansée par les lavages au sublimé, au vin aromatique, la poudre de quinquina, le bassin reposant sur un coussinet de ouate hydrophile. La rapidité avec laquelle elle guérit fut aussi remarquable que celle avec laquelle elle se forma, un peu plus d'une semaine.

4e *Période de desquamation.*

Vers la fin de la semaine, qui suit la défervescence, on constate une desquamation furfuracée, assez analogue à celle de la rougeole, mais si discrète et si fine qu'il faut la chercher et parfois s'armer de la loupe pour bien voir l'espèce de fin craquelé blanc qu'elle dessine sur l'épiderme. Les points où elle nous a paru être le plus apparente sont les côtés du ventre, les flancs et surtout le pourtour des crêtes iliaques, sièges qui étaient également ceux où l'éruption avait été le plus apparente.

Cette desquamation se poursuit pendant au moins une semaine. Elle est si fine qu'il n'est pas très facile d'en constater sûrement l'évolution. Ignorant ce qu'elle peut valoir au point de vue de la contagiosité, nous avons pourtant retenu, par prudence, nos malades sous la tente pendant un temps plus long que celui pendant lequel nous avons pu l'apercevoir. Avant de les mettre en sortie, nous avons encore fait passer nos malades par des bains de sublimé répétés deux et trois fois. Inutile d'ajouter que, à la sortie du bain, ils changeaient entièrement de linge et de vêtements et que ceux qu'ils quittaient étaient immédiatement soumis à l'action de l'étuve.

CONVALESCENCE

La convalescence s'établit rapidement, dès que la défervescence s'est entièrement produite. On serait même tenté de la faire dater de plus loin, tant les modifications qui se produisent dans l'habitus général du malade, sa physionomie, son caractère et ses fonctions organiques se montrent changées dès que la fièvre commence à décliner. Mais le thermomètre ne fait que plus fortement éclater aux yeux la dissemblance qu'il y a entre l'état réel du malade et ses apparences de santé récupérée. Qu'il survienne une rechute, comme cela a eu lieu pour le malade de l'observation XI, et on voit le typhique retomber dans une stupeur, une fièvre, un délire et une adynamie qui font quitter tout espoir. S'il doit guérir, on verra encore une fois se reproduire ce tableau discordant et étonnant.

La convalescence s'est passée sans incident chez tous nos malades. Nous n'avons observé aucun accident d'infection secondaire. Le malade de l'observation XII portait, avant l'invasion, des ganglions suppurés avec cicatrice rétractée et trajet fistuleux à la base du cou, du côté droit, ainsi que des ganglions hypertrophiés et indurés dans l'aisselle du même côté. Pendant la convalescence, les ganglions axillaires sont arrivés à suppuration et ont nécessité un drainage. La fistule du cou a laissé écouler un peu de pus. Les premiers auraient certainement suppuré sans le typhus. Ce fait est donc indépendant de la maladie.

Bien qu'elle se soit passée simplement, la convalescence n'a conduit que lentement les malades à la santé. Ceux-ci vivant sous la tente, séjournant en plein air, mieux nourris que de coutume, restèrent longtemps pâles et sans force. Le malade qui a subi la récidive, déjà épuisé et très vieux organiquement, avant l'invasion, ne s'est que très péniblement relevé. Il a encore vieilli davantage, si c'est possible, et présente depuis un tremblement sénile fort marqué.

DURÉE DE LA MALADIE

La durée totale de la maladie, du jour de l'invasion à la fin de la défervescence, a été chez nos malades : 2 fois de 15 jours, 1 fois de 16 jours, 1 fois de 18 jours et 1 fois de 22.

Chose remarquable, le malade qui a subi une récidive d'éruption ne paraît avoir éprouvé qu'une prolongation légère de sa maladie. Celle-ci a évolué en 22 jours.

Le malade dont la maladie a duré 18 jours a été très remarquable par la persistance et la continuité du délire, toujours doux. Mais il présentait deux formes délirantes différentes, l'une de jour et l'autre de nuit.

Dans les cas fâcheux où la MORT est survenue, c'est *toujours pendant la durée de l'éruption*, et généralement à partir du second jour de son apparition et avant le cinquième, rarement le sixième et jamais après ce terme, qu'elle s'est manifestée. Nous avons compté un seul cas de mort par syncope résultant de l'épuisement et de l'asystolie prolongés du cœur. Un autre décès a eu lieu dans le collapsus algide. Dans les autres cas, la mort est survenue par le poumon, par asphyxie.

DIAGNOSTIC

Pour faire le diagnostic d'une maladie, il faut savoir qu'on doit la rechercher. C'est ce qui n'eut pas lieu au commencement de la présente épidémie. De là, la surprise et l'hésitation que provoquèrent son apparition inopinée et l'opinion, plusieurs fois répétée, que le typhus est d'un diagnostic difficile.

Après les longs développements descriptifs qui précèdent, il n'y aura pas lieu de longuement insister sur le diagnostic et il suffira d'indiquer les différences accusées avec l'*influenza*, la *rougeole anormale* et la *fièvre typhoïde*.

En raison de la soudaineté de l'invasion, de sa violence, de l'intensité de la fièvre, de la courbature générale, de la céphalalgie, de la congestion de la face et des conjonctives, des manifestations pulmonaires, si on est en temps d'épidémie de grippe et qu'on ne songe pas au typhus, on pourra faire une confusion, mais elle ne durera pas. Dès le second jour, on reconnaîtra qu'il existe une prostration, une stupeur, une hébétude qui n'existent jamais au même degré dans l'influenza; que la température — surtout après l'administration de quelques médicaments appropriés — subit moins de rémission et surtout reste plus élevée qu'elle ne l'est dans cette maladie. En admettant — cas improbable — que l'erreur se prolongeât, l'apparition de l'exanthème, le quatrième ou le cinquième jour, la ferait nécessairement cesser.

La ressemblance, que présente l'exanthème typhique, dans un grand nombre de cas, avec l'éruption rubéolique, a pu faire croire, au début de cette épidémie, à des rougeoles anomales et malignes. A cette cause d'erreur, venaient s'ajouter la congestion de la face, les catarrhes oculaire et bronchique du début. Mais la brusquerie de l'invasion du typhus, le point élevé qu'atteint d'emblée la fièvre, l'âge des malades, qui sont le plus souvent des adultes et des sujets d'âge mûr et non des enfants, la stupeur et l'hébétude des malades, l'odeur de l'haleine, la constance de la température que n'influence pas la généralisation de l'éruption, la durée bien plus prolongée de celle-ci, les modifications d'aspect que présentent les taches, sont autant de différences qui ne peuvent longtemps échapper.

Entre la fièvre typhoïde et le typhus, il y a comme symptômes communs au début : la fièvre, la stupeur, la congestion de la face, les symptômes nerveux, céphalalgie, vertiges, bourdonnements d'oreilles, quelquefois les épistaxis. Mais presque toujours, le début du typhus a été brusque, tandis que la fièvre typhoïde a été précédée de prodromes généralement prolongés; la fièvre du typhus se montre plus élevée que celle de la fièvre typhoïde dans la première semaine; elle présente des rémissions matinales moins accentuées; le ventre reste souple et indolore partout; enfin l'exanthème typhique, même lorsqu'il se présente sous la forme lenticulaire, est composé de taches d'une dimension, d'une coloration foncée et sombre, en telle quantité et d'une généralisation si rapide qu'il est difficile que l'erreur puisse subsister.

ANATOMIE PATHOLOGIQUE

Les examens nécroscopiques que nous avons fait sont restés sans résultats.

A part de la congestion des poumons, principalement marquée à la base, de la mollesse du cœur, de l'augmentation de volume de la rate qui, dans un cas était fortement hypertrophiée, ramollie et diffluente, nous n'aurions rien à signaler, si nous n'avions à insister sur l'intégrité complète du tube digestif qui a été constatée dans tous les cas.

Chez deux sujets, nous avons trouvé une large infiltration sanguine, de nature ecchymotique, qui intéressait toute l'épaisseur des parois : une fois de toute la région hypogastrique, et une autre fois de la paroi thoracique. Dans ce second cas, l'ecchymose siégeait sur l'hypocondre droit, sur une étendue égale à celle de la paume de la main.

Nous n'avons fait aucune recherche bactériologique.

TRAITEMENT

Lors de l'arrivée des premiers typhiques dans nos salles, mis ainsi en présence d'une maladie que nous n'avions jamais observée et dont le traitement n'est pas encore fixé, nous nous sommes employé à répondre aux indications qui se produisaient par les moyens ordinaires de la thérapeutique.

Contre les *accidents pulmonaires*, que présentaient tous nos premiers malades, au début de l'invasion, nous avons mis en œuvre les médications habituellement usitées.

Contre la *fièvre*, nous avons recouru d'abord à l'analgésine et au sulfate de quinine. Après avoir reconnu l'inefficacité de ces agents qui n'influençaient en aucune façon la température, faisant passer les manifestations thoraciques au second plan, nous avons mis en usage les lotions et affusions froides vinaigrées, suivies d'enveloppement à cru dans la laine et répétées aussi souvent que l'exigeait la température : huit, dix et douze fois en vingt-quatre heures. Ce moyen soulageait les malades, leur procurait un certain temps de mieux-être, mais n'influençait pas véritablement la fièvre, ni les phénomènes nerveux,

Nous en vinmes alors à essayer les effets du bain frais, à 25°, qui nous rend de si grands services dans le traitement de la fièvre typhoïde, surtout dans les dix premiers jours. Ce moyen ne faisait pas mieux, il faisait même moins bien que les lotions froides réitérées, le malade en sortant parfois encore plus prostré, bien que la préparation de ce bain fût une cause de difficultés pour les infirmiers qui le donnaient. Nous y renonçâmes d'autant plus que, nos malades une fois sous la tente, érigée hors de l'enceinte véritable de la maison, dans le chemin de ronde, la préparation des bains *frais* eût exigé d'enfreindre le rigoureux règlement d'isolement et d'immobilisation que nous avions imposé, en vue de préserver notre population de détenus.

Si, à ce moment, nous eussions connu les avantages attribués au bain *froid* (15°), nous y eussions sûrement recouru, d'autant mieux que son emploi devenait possible, puisque sa préparation nous exonérait des craintes que nous venons de rappeler. Mais nous avouons que l'idée d'y recourir ne nous est pas venue et que, si elle nous était venue, ce n'est pas sans appréhension que nous aurions fait naître en nous la décision nécessaire.

L'*insomnie*, l'*agitation*, le *délire* étant sous la dépendance de la fièvre, nous n'avons rien entrepris contre ces accidents en particulier.

Contre la *stupeur*, la *prostration*, l'*adynamie*, nous avons employé le vin, l'alcool, le quinquina, la potion de Todd, le café au rhum, le bouillon, le lait, les toniques de tout genre.

Nous faisions entretenir la *propreté de la bouche et du nez* par des lavages à l'eau boriquée, à l'eau alcaline, la distribution d'oranges et de citrons. Quand l'*haleine* était très infecte et que la bouche était fort sale, badigeonnages avec un pinceau trempé dans la liqueur de Van Swieten. Contre la *sécheresse de la langue* et de la bouche, badigeonnages à la glycérine.

En remarquant l'état infectieux dans lequel se trouvaient nos deux premiers malades, leurs téguments terreux, l'existence de la diarrhée, qui s'écoulait involontairement, pour lutter contre l'infection, nous prescrivîmes 75 centigrammes de benzo-naphtol, par jour. Plus tard, en voyant apparaître une éruption, notre premier mouvement fut d'en attribuer la cause au benzo-naphtol qui, antérieurement et à plusieurs reprises, avait produit cet accident chez des malades atteints d'autres affections, en même temps qu'il provoquait de l'ardeur en urinant. Quoi qu'il en soit, le benzo-naphtol ne parut pas avoir — et d'après ce que nous pensons aujourd'hui du typhus, nous disons ne pouvait pas avoir d'effet utile. Nous renonçâmes par la suite à son emploi, principalement à cause de l'éruption qu'il cause assez souvent.

Quand, au cours de l'éruption, nous voyions la stupeur et la prostration poussées aux dernières limites, l'*ataxo-adynamie*, la *carphologie*, l'*épluchage* des couvertures former leur lugubre tableau, en même temps que le *cœur fléchissait*, devenait irrégulier, asystolique, et finalement que ses bruits étaient à peine perceptibles, le pouls misérable et filiforme, nous nous efforçions de parer à ces accidents par l'administration de la caféine en injections (20 centigrammes à chaque fois), par les injections d'éther.

Contre la *diarrhée* en particulier, nous n'avons jamais rien fait que de l'évacuer, au besoin, par un lavement. D'abord, cette diarrhée n'a jamais été véritablement abondante, bien que prolongée. Ce qui en faisait principalement la gêne, c'était l'évacuation involontaire, ainsi que celle de l'urine, résultant de l'état des sphincters. D'autre part, dans ces affections infectieuses, la diarrhée n'a-t-elle pas plutôt un résultat salutaire qu'il faut savoirsupporter.

Les *vomissements* n'ont été abondants et tenaces que dans un seul cas au cours de l'éruption (obs. X), où ils ont nécessité des soins particuliers. Les boissons gazeuses, la glace, la potion de Rivière n'en purent venir à bout. Ils ne cédèrent qu'aux lavages de l'estomac répétés plusieurs fois par jour et pendant plusieurs jours de suite.

Contre les *épistaxis*, toujours peu abondantes, qui se reproduisirent chez plusieurs malades, nous n'avons rien eu à faire. Aux deux malades qui, par deux fois l'un et l'autre, eurent des *hématémèses* et des *melænas*, nous prescrivîmes la limonade sulfurique.

En somme, dans cette énumération d'agents médicamenteux auxquels nous avons recouru, il n'y a rien qui appartienne en propre à la médication du typhus; nous avons répondu aux indications qui se présentaient par les agents de la thérapeutique les plus ordinaires et les plus usitée.

Ce chapitre serait donc de bien peu d'utilité, s'il ne nous restait à faire connaître la notion que nous tenons pour la seule importante dans ce que nous a appris, sous le point de vue thérapeutique, l'observation de cette épidémie de typhus.

Mais, avant de l'aborder, un mot d'explication est nécessaire sur les conditions qui ont pu faire que cette notion ait frappé notre attention.

Nos deux premiers typhiques ont été soignés dans les salles communes de l'Infirmerie centrale, qui sont grandes, élevées et bien aérées, mais se trouvaient, à ce moment-là, remplies.

Le *1er avril*, le typhus reconnu officiellement, nous isolions immédiatement tous nos typhiques, en les faisant passer à l'infirmerie *distincte* des contagieux. Le 6 avril, il y en avait eu 10 de réunis en ce lieu.

Notre infirmerie d'isolement est à un autre étage, dans un local qui a été affecté à cet usage plusieurs années après la construction de la maison et installé en vue de recevoir des contagieux de diverses sortes, qui restent séparés entre eux.

L'espace compris entre les parois d'un vaste quadrilatère, dont les côtés les plus longs, orientés respectivement à l'est et à l'ouest, sont fermés par de larges verrières encadrées de fer, le tiers moyen de celles-ci pouvant s'ouvrir en grand pour laisser pénétrer l'air du dehors, est divisé, suivant le sens de la longueur, en très spacieuses cellules. Il y en a trois de chaque côté, complètement closes par des cloisons et des portes. Au milieu, entre les deux rangées, reste un très large couloir, une sorte de grande salle, pour le service. Enfin, chaque cellule contient deux litset le matériel nécessaire pour les malades.

Au premier abord, tout cela paraît fort suffisant, comme espace et comme cube d'air, et l'est, en effet, avec les larges baies qu'on peut ouvrir et le nombre toujours restreint de malades, de trois à six au plus, qui y séjournent en même temps, aux époques les plus chargées.

Mais pour nos typhiques, il n'en fut plus ainsi et il y avait, en plus, deux infirmiers. Ces cellules closes, communiquant, en dedans, avec un large couloir également clos, qui lui-même était en communication avait un vestibule clos, d'un côté, et à l'autre extrémité, une autre verrière calfeutrée complètement, par précaution (elle donne sur le quartier commun), il n'y avait pas de circulation d'air et, malgré les fenêtres des cellules grandes ouvertes, ce qui devenait une réelle difficulté pour défendre les malades contre les coups de froid, la mortalité était effrayante.

En cinq jours, du 1er au 5 avril, nous vîmes succomber 4 sur 10 des malades qui y séjournèrent. Sans nous rendre compte alors des causes qui rendaient aussi funeste leur séjour en ce lieu, nous n'étions pas sans déplorer cette situation et ce n'est pas sans satisfaction que nous entendîmes, le 5 avril, les médecins-inspecteurs des services de santé et d'hygiène, MM. Léon Colin, Dujardin-Beaumetz et Napias, prescrire le prompt établissement d'une tente.

Le 8 au matin, la tente était prête ; nos six typhiques survivants et un septième, entré le 6 avril, y étaient transportés. Dans le cours de ce premier jour succombait encore un malade, le cinquième du groupe de l'infirmerie cellulaire. Le lendemain 9 avril, nous comptions un sixième décès qui, fort heureusement, était le dernier.

A partir de ce moment, et bien que nous eussions trois malades des plus gravement atteints, dont l'un, homme de 53 ans, complètement épuisé et qui devait traverser les accidents les plus périlleux, subir une rechute et épuiser toutes les conditions qu aboutissent à une issue fatale, les résultats furent entièrement différents. Le fait devenait significatif (1).

(1) Récapitulons : Sur 12 malades soignés dans les salles communes et dans les cellules d'isolement, 6 avaient succombé le 5 avril. Le 6, entre un

Mieux instruit aujourd'hui sur les causes, la nature et l'évolution du typhus, après avoir longuement réfléchi à ce que nous avons vu, nous en sommes venu à cette conviction, qui pour nous est absolue, que la première, la plus pressante indication à remplir pour lutter contre l'infection typhique, la seule qui soit rationnelle, qui puisse conjurer le danger imminent, est de s'efforcer de RESTAURER L'INTÉGRITÉ DE L'HÉMATOSE par la respirations non pas seulement d'un air pur, mais de l'AIR SANS CESSE RENOUVELÉ, par la RESPIRATION EN PLEIN AIR, en un mot. Dans les cas plus graves et encore plus pressants, nous donnons le conseil de faire respirer l'OXYGÈNE soit en ballons, soit, mieux encore, par dégagement, près de la bouche du malade, au moyen d'un appareil de laboratoire.

Si on réfléchit aux conditions dans lesquelles se produit invariablement le typhus : l'encombrement, l'air confiné, la toxicité des émanations humaines condensées; si on tient compte que ces causes sont tellement efficientes qu'elles ont pu amener des épidémiologistes de la valeur de Murchison, Bouchardat, Fauvel, Jacquot, Jaccoud et d'autres à admettre la spontanéité du typhus, on voudra peut-être convenir que l'indication la plus imperieuse est de faire cesser au plus tôt la cause du mal et d'en réparer les effets accumulés. Or, pour y parvenir, quel moyen sera plus sûr et plus rapide que de *laver la masse du sang infecté par un air pur et sans cesse renouvelé et d'exciter l'hématose par le contact de l'oxygène donné en nature?*

Les autres agents de la thérapeutique, notamment les toniques, l'alcool, le quinquina, les soutiens du cœur, la caféine, l'éther, les modérateurs de la température par soustraction de chaleur, les lotions, les bains, seront certainement fort utiles, mais ils ne viennent sûrement qu'au second plan et pour répondre à des indications d'autant moins urgentes qu'elles auront certainement moins de chance de se produire après le lavage du sang par le plein air.

Aussi n'est-ce pas sans regret que nous avons vu l'envoi des typhiques être suspendu sur notre infirmerie à partir du 6 avril,

13e malade. Le 8 au matin, les 7 survivants sont portés sous la tente. Le même jour a lieu le 7e décès. Le lendemain matin, 9 avril, le 8e décès. Tous les autres guérissent. Rien n'a été changé au traitement, à quelle cause attribuer cette transformation, si ce n'est au grand air et à la rénovation de l'hématose?

époque où nous n'avions pas encore eu un temps d'observation et de réflexion suffisant, ce qui nous a privé du moyen de mettre nous-même en expérience notre conception. Nous serions heureux qu'un confrère voulût bien la recueillir et l'expérimenter, tant notre confiance dans son action est assurée.

Pour notre part, dès que nous l'avons connue, c'est-à-dire trop tard, nous avons essayé, dans le seul cas d'une certaine gravité qui fût encore dans la tente (la rechute d'éruption), la médication par l'essence de *térébenthine, intus et extra,* recommandée par M. le médecin-major Calmette (de Quimper). Nous avons prescrit quatre capsules de térébenthine, matin et soir, et des frictions térébenthinées répétées trois fois par jour. Bien qu'on ne puisse se prononcer sur un seul cas, qui peut être une coïncidence, le résultat que nous avons vu nous a paru être favorable. Nous signalons très volontiers cette médication dont l'auteur explique (1) la cause de spécificité. On est par trop désarmé contre le typhus.

OBSERVATION I (2)

B... (E.), 62 ans. Envoyé de la Grande-Roquette, le 23 mars, à l'Infirmerie centrale, avec le diagnostic : « Entérite ». Est au deuxième ou troisième jour de l'invasion typhique.

Etat, le 23 mars. Le malade est dans un état de prostration considérable; il répond mal. Langue saburrale, rouge aux bords. Anorexie. Diarrhée. Signes de bronchite. Cœur rien, mais faible. Douleurs de tête. T. 40°,8. Un peu de diarrhée, qui a persisté jusqu'à la mort.

Le 24. Même état. Administration de benzo-naphtol, 75 centigrammes. Prostré, inerte sur le dos, cuisses fléchies. Insomnie.

Le 25. Eruption. Taches ecchymotiques, purpuriques sur les jambes, les cuisses et le tronc. La pression digitale ne les fait pas disparaître. Fièvre tombée à 37°.

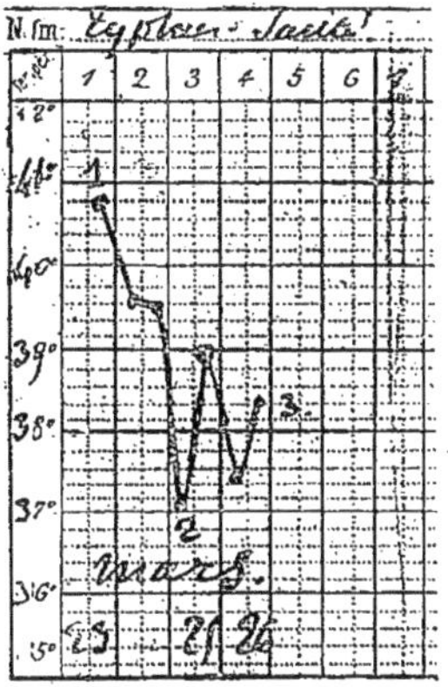

1. Entrée au deuxième ou troisième jour de l'invasion. Température sans cesse descendante. — 2. Eruption pendant le collapsus. — 3. Décès.

Le 26. Taches plus visibles et plus nombreuses. Fièvre 39°. Stupeur. Haleine très fétide, Tremblement musculaire. Carphologie. Ne cesse d'éplucher ses couvertures. Taches rubéoliques en nombre sur les mains.

(1) Calmette. *Sur la présence d'un micro-organisme dans le sang des typhiques.* (*Anales de micrographie*, février 1893.)

(2) Les observations ont été recueillies par M. Chantier, interne de l'Infirmerie centrale, qui nous a assisté avec beaucoup de dévouement et de savoir pendant toute la durée de l'épidémie.

Le 27. Stupeur de plus en plus grande. Triste. Pouls petit, très nombreux. Tache ecchymotiques et purpuriques. Mort dans la nuit.

Le typhus a été soupçonné.

RÉSUMÉ

Incubation : ?. Envoyé en invasion.

Invasion : De 4 à 5 jours.

Eruption : ?. Meurt le troisième jour de l'éruption.

OBSERVATION II

R... (L.), 54 ans. Passé par le Dépôt le 18 mars ; le 27, infirmerie de la maison ; le 29, Infirmerie centrale.

Le 9 mars. Invasion. Manifestations bronchiques très marquées : envahissement complet des deux poumons par râles sibilants et gros crépitants.

Le 28. Dyspnée intense. T. 40°,2. Insomnie pendant la nuit. Délire. Agitation extrême. Rêves de sa profession. Veut retourner à l'atelier. Anorexie ; langue très saburrale. Appareil digestif, rien à noter. Appareil circulatoire, rien. T. M. 39°,4 ; T. S. 40°,8.

Le 29. Admission à l'Infirmerie centrale. T. M. 40° ; T. S. 40°,6.

Le 30. Aggravation des signes stéthoscopiques. Yeux larmoyants ; toujours très agité ; langue rôtie. Délire très grand.

Apparition d'un exanthème rubéolique très discret. Un peu de diarrhée, pas de douleur fosse iliaque droite, mais douleur dans hypocondre gauche. Ventouses. Un peu d'albumine dans l'urine. T. M. 39°,8 ; T. S. 40°.

Le 31. Une ecchymose des dimensions de la main existe dans l'hypocondre droit. L'agitation est telle que le malade ne peut garder un vésicatoire qui lui est appliqué. A peine le tient-on au lit. Signes d'asthénie du côté du cœur le soir, et en même temps l'agitation est remplacée par de la prostration. T. M. 39°,8 ; T. S. 40°.

Le *1er avril.* Beaucoup de taches ecchymotiques. Prostration, collapsus. Pouls excessivement faible. T. M. 39° (collapsus) ; T. S. 40°. Mort dans la nuit à cinq heures et demie.

AUTOPSIE. — *Poumons :* Hépatisés à la base, congestionnés ailleurs.

Cœur : Flasque, pâle.

Reins : Gros ; le droit est kystique.

Intestins : Dévidés et incisés d'un bout à l'autre, rien, même pas d'hyperémie de la muqueuse.

Foie : Mou.

Rate : Grosse. Capsule éclatée ; le contenu est en bouillie.

Infiltration sanguine assez considérable dans la paroi de l'abdomen ; sur toute la largeur de cette paroi et sur une hauteur égale à la distance du pubis à l'ombilic.

RÉSUMÉ

Incubation : 14 jours.

Invasion : 3 jours.

Eruption : Meurt au commencement du quatrième jour de l'éruption. Dès le deuxième, des taches étaient déjà ecchymotiques et de grandes ecchymoses existaient sur le tronc.

Symptômes alarmants du côté du cœur, le deuxième jour après l'apparition de l'exanthème.

OBSERVATION III

Ho.., 58 ans. A passé par le Dépôt, le 10 mars. De là, à la Santé. Le 24 mars tombe malade. Admis, ce jour, à l'infirmerie de la maison.

Etat. Congestion pulmonaire assez marquée. Rien ailleurs, ni troubles digestifs, ni lésion cardiaque. Urines non examinées. T. 39°,5.

Le 25. mars Dyspnée. La nuit a été très agitée, le malade a déliré.

Le 26. Survient un peu de diarrhée.

Les 27, 28, 29. L'agitation persiste. Le malade se lève sans cesse, veut aller aux cabinets. Tous ces jours, la température oscille entre 39° et 40°.

Le 30 au matin T. 38°,6. Apparition de l'éruption, quelques tâches *rubeoliques.*

Le 31. T. M. 39° 8; T. S. 39°6. La prostration remplace l'agitation. Le dyspnée augmente toujours. L'auscultation révèle des signes de broncho-pneumonie presque.

Le 3 avril au soir. Décès. La température est restée entre 39°,3 et 39°,9.

RÉSUMÉ

Incubation : 14 jours.
Invasion : 5 jours.
Eruption : Meurt au cinquième jour.

OBSERVATION IV

R..., 64 ans. A passé par le Dépôt le 13 mars; envoyé à la Santé.

Pour la première fois, il se présente à la consultation le *2 avril.* Il est alors en *éruption* et a franchi sans mot dire les périodes d'incubation et d'invasion.

Etat. Dyspnée intense, congestion pulmonaire double. Langue saburrale, sèche, rôtie. Anorexie. Diarrhée. Abattement et prostration très grande. Rien au cœur. T. 40°,2.

L'exanthème n'est pas abondant. Il consiste en *marbrures* rares, sous-épidermiques et pétéchiales.

Le 3 au matin. T. 39°,2; le soir 40°. Décès.

Ce malade n'a donc été observé que pendant vingt-quatre heures.

OBSERVATION V

La... (E.), 57 ans. Ecroué au Dépôt le 9 mars; y séjourne deux jours Transféré à Mazas le 11; y reste 20 jours. Le 31, envoyé à Sainte-Pélagie. Il y est reconnu malade et est dirigé le 1er avril sur l'Infirmerie centrale de la Santé.

Le 1er avril. Jamais de maladie jusqu'à aujourd'hui. Envoyé avec le diagnostic : « Bronchite et entérite ». La diarrhée, qu'il a eue beaucoup, est passée. Les signes de bronchite et de congestion existent.

Très abattu, répond néanmoins nettement aux questions qu'on lui pose. T. 40°,6 Diarrhée. Hyperesthésie de la région de la rate, qui est volumineuse.

Le 2. Insomnie, agitation. Gêne respiratoire, due à la congestion et et à la bronchite (ventouses). Cœur très rapide, 120. Langue rôtie, blanche au centre, rouge aux bords. Plus ou peu de diarrhée. Uriner rares, foncées. Demi-surdité.

Le 3. Même état. T. 40o.

Le 4. Surviennent des *vomissements* et en même temps revient de la diarrhée. La nuit a été agitée; le sommeil était coupé par des cauchemars. Les mains sont l'objet de contractions spasmodiques continuelles, surtout marquées à l'occasion des mouvements. Apparition d'un *exanthème* sur le tronc, la poitrine principalement. T. M. 39o,4; T. S. 39o,8.

Le 5. Rien de nouveau. Augmentation du nombre de taches. Plus de vomissements. Toujours un peu de diarrhée. T. M. 40o; T. S. 39o,4.

Le 6. Rien de nouveau. Prostration très grande. T. M. 39o,2; T. S. 39o,6.

Le 7. Taches purpuriques. Délire la nuit. T. 39o,6.

Le 8. Décès à neuf heures et demie du matin. T. 40o,2.

RÉSUMÉ

Incubation : 20 jours.

Invasion : 5 jours.

Eruption : ?. Mort au quatrième jour.

Autopsie. — Congestion de tous les organes, même de l'intestin. Hyperémie. Arborisations vasculaires très marquées sur l'intestin.

Reins : Gros, étoiles de Verheyen très visibles.

Cœur : Mou.

Foie : Mou.

Rate : Très grosse.

Hémorrhagies : Nulle part.

Vessie : Très distendue par urine en quantité notable.

OBSERVATION VI

Hav... (Et.), 26 ans. Envoyé, le 29 mars, de Sainte-Pélagie à l'Infirmerie centrale sous le diagnostic : « Bronchite et ulcère variqueux avec hémorragie. »

Etat. On constate, en effet, sur la face interne de la jambe droite et la face postéro-interne de la même jambe des ulcères qui, d'après le malade, existeraient depuis l'âge de 9 ans et auraient pour cause un traumatisme. Mais on remarque aussi des paquets de varices et les veines environnant les ulcères sont remplies de phlébolithes.

Le malade a aussi une *otite* gauche depuis un temps qu'il ne sait pas fixer.

L'examen de la poitrine révèle des lésions tuberculeuses aux sommets, mais aussi et surtout des râles de congestion aux deux bases. T. 40°,2. Transpiration abondante. Visage congestionné. Yeux injectés. Langue saburrale mais non rôtie. Anorexie; mais selles normales. Urines : rien, un nuage d'albumine. Cœur : rien.

Le malade a des vertiges, ne peut se tenir debout.

Le 30. Abattu et prostré. Dyspnée. Torpeur dans le jour, délire tranquille la nuit. Surdité presque complète, indépendante de son otite, car elle est plus marquée que la veille. Cœur faible. T. M. 40°; T. S. 40°,6.

Le 31. Même état; dyspnée moins marquée. Corps uniformément rouge framboisé. T. 40°,4.

Le 2 avril. Apparition d'*un exanthème* très discret. T. M. 39°; T. S. 39°,6.

Cœur faible et battements quelque peu arythmiques. Injections de caféine.

Le 3. Exanthème beaucoup plus abondant et sur tout le corps. Asthénie cardiaque plus accusée. T. M. 38°,8; T. S. 40°.

Le 4. Autour des ulcères, taches de purpura. Cœur : même état. On perçoit à peine le choc de la pointe. Caféine toujours continuée. Ether. T. 39°,4.

Le 5. Rien de nouveau. Semble un peu mieux. T. 38°,8. Cependant mort subite le soir à six heures par syncope cardiaque.

RÉSUMÉ

Incubation : ?.
Invasion : 5 jours.
Eruption : ?. Meurt le sixième jour.

OBSERVATION VII

Col... (L.), 26 ans, serrurier. Arrêté le 29 mars. Séjourne au Dépôt 3 jours. Transféré à la Santé le 1er avril. Le 3, tombe malade.

Etat, le 3. Tous les signes de l'embarras gastrique fébrile, et en plus stupeur. Selle qu'on ne peut rien en tirer. Langue blanche au centre, rouge

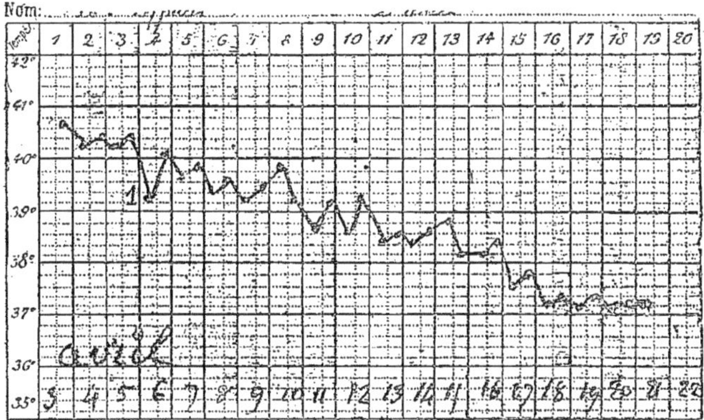

sur les côtés. Anorexie, diarrhée. Yeux larmoyants. Céphalalgie violente. Mains tremblantes. Rien aux poumons. Rien au cœur. Rien dans les urines. T. 40°,6.

Le 4. La nuit a été calme. Mêmes symptômes. T. M. 40°,2; T. S. 40°,5.

Le 5. Demi-surdité. T. M. 40°; T. S. 40°,3.

Le 6. La température matinale fléchit d'un degré. Le malade est si velu qu'il est difficile de reconnaître une éruption. Quelques marbrures. Le soir, T. 40°,2. Vomissements.

Le 7. L'éruption n'est pas plus distincte. T. 39°,8.

Le 8. Délire de dix heures du soir à trois heures du matin. Le malade tient son traversin dans ses bras comme un enfant et l'embrasse. Pouls très faible. Bruits du cœur presque fœtaux. Les marbrures sont plus apparentes. T. 39°,5.

Le 9. Toux meilleure. Pas de délire. Pouls très faible et battements irréguliers du cœur. Plus de diarrhée. T. 39°,3.

Le 10. Rien de nouveau. T. 39°,6.

Le 11. Délire de nouveau toute la nuit. T. M. 38°,7 ; T. S. 39°.

Les 12, 13, 14. Les trois jours suivants il délire encore, mais moins. La température décline doucement et reste entre 38°,5 et 38°.

Le 15. La prostration remplace l'agitation. Le malade dort tout le temps.

Le 17. S'achève la défervescence. A partir de ce jour, amélioration rapide. Le malade entre en convalescence. Pendant celle-ci, on a reconnu des traces de desquamation furfuracée. Ce cas est le plus simple de ceux que nous ayons observés.

RÉSUMÉ

Incubation : 6 jours.
Invasion : 4 jours.
Eruption : 12 jours.
Défervescence : En lysis.
Durée totale : 16 jours.
Symptômes dominants : Troubles de l'appareil digestif et du système nerveux.

OBSERVATION VIII

Mil... (V), 41 ans. Détenu à la Santé depuis le 4 janvier 1893. A été atteint par contagion à l'intérieur (au quartier commun).

Etat, le 24 mars. Le malade est entré à l'infirmerie de la maison avec des signes de tuberculose pulmonaire, pneumonie du sommet autour d'une caverne. Le malade est très maigre, très anémié. Il a le ventre très ballonné. Il accuse un peu de diarrhée. Fièvre 40o4 dans l'aisselle. Rien au cœur.

Les jours suivants pas de modification des signes locaux précédents, sauf constipation au lieu de diarrhée; mais aggravation notable des signes généraux.

Le malade reste inerte dans son lit, mâchonnant continuellement sa langue qui est grillée, fendillée et saignante.

Cet état dure jusqu'au 4, époque à laquelle des taches semblent se dessiner sur les parois de l'abdomen; mais on les distingue mal sur une peau sèche et itchyosique. Le 5 mai décès.

Nous avons le grand regret que cette observation n'ait pas été prise complètement pendant les douze jours que ce malade a passés aux infirmeries. Les premières températures relevées présentent les grandes oscillations quotidiennes de la tuberculose aigüe. Les autres n'ont pas été prises. Ce malade n'a été admis à l'Infirmerie centrale que deux jours avant sa mort, le 3 avril. A ce moment, nous avons cru reconnaître des taches sur le corps du malade, qui était en pleine stupeur.

En somme, il ne s'agit que d'un cas douteux, que nous avons isolé avec les autres typhiques, dès que nous l'avons cru suspect.

OBSERVATION IX

Gil...(A), 27 ans, couvreur. Arrêté le 17 mars ; séjourne trois jours au Dépôt; est transféré le 20 à Mazas. Il y tombe malade le 26 et est envoyé le 29 à l'Infirmerie centrale, à la Santé.

Etat, le 29 mars. Envoyé sous le diagnostic : «Fièvre typhoïde». Ce diagnostic est maintenu durant quelques jours. D'ailleurs l'examen révèle : Fièvre très élevée à 40°3, stupeur. Langue saburrale, blanche au centre, rouge aux bords. Céphalalgie intense. Face très congestionnée. Tâches lenticulaires rouges en quantité. Le ventre est pourtant souple et indolore.

Le malade a-t-il de la diarrhée? comme on croit à une fièvre typhoïde, il reçoit des lavements froids et est purgé tous les deux jours. Il devient donc difficile de savoir comment son intestin fonctionne. Cependant, en tenant compte de la nature des produits évacués, il faudrait croire plutôt à de la constipation.

Le malade accuse de la douleur dans la fosse iliaque droite, mais il en accuse partout à la pression. Grâce à ces signes on maintient donc le diagnostic de fièvre typhoïde. D'ailleurs un malade était déjà venu quelques jours avant de Mazas avec une fièvre typhoïde, ce qui facilite l'erreur que la marche de la maladie fera disparaître. Rien dans la poitrine. Rien au cœur. Rien dans les urines. Demi-surdité.

Le 31 mars. On ne peut ne pas être frappé du nombre exceptionnellement grand de taches lenticulaires qui gagnent tout le tronc et les cuisses, de leur couleur plus sombre et de leur plus grande épaisseur.

Avril. Les jours suivants, la prostration augmente et, *le 1*er, la surdité est presque complète. Le visage est de plus en plus congestionné. Les yeux sont larmoyants. Les douleurs de tête sont très violentes.

Le 2. T. M. 39° 4 ; T. S. 40°.

Jusqu'au 7, même état et cependant la fièvre a baissé déjà depuis l'avant-veille T. 38°.

Le 8. Amélioration générale. T. 38°. Les tâches commencent à disparaître

Le 9. Le malade demande à manger. T. 37°6.

Le 10. Vomissements pendant la nuit.

Ces vomissements noirâtres semblent être du sang digéré. (*hématemèse*). Plus de tâches.

Le 11. Rien de particulier. Plus de surdité.

Le 12. Tapioca.

Le 15. Maux de tête très violents et vomissements le matin.

A partir du 15, il n'y a plus rien, la convalescence marche bon train.

RÉSUMÉ

Incubation : 9 jours.

Invasion : ?. 3 jours au plus, puisque le 29 il y a des taches en quantité

Eruption : 13 jours.

La défervescence s'est faite pendant que le malade était encore en pleine éruption.

Durée totale : 15 à 16 jours.

OBSERVATION X

Co... (L.), 20 ans, cuisinier. Arrêté le 9 mars. Après quatre jours au Dépôt, est envoyé le 13 à la Santé.

Il tombe malade le 30 mars et est admis à l'infirmerie.

Antécédents. N'a jamais été malade.

Etat, le 30 mars. Signes de l'embarras gastrique fébrile avec symptômes généraux très accusés : courbature générale, forte, brisement. Epistaxis. Rien ailleurs. T. 40°,4.

Le 31. Yeux injectés, mains tremblantes. Insomnie. céphalalgie intense, angine érythémateuse, anorexie, vomissements le soir, diarrhée. T. 40°,6.

Le 1er avril. A déliré toute la nuit; veut sortir, toujours pour avoir de l'air.

Le 2. Apparition d'un exanthème rubéolique sur le tronc. T. 39°,6.

Les 3, 4, 5. Les taches ont augmenté en nombre, se sont généralisées, confluentes au dos des mains.

Le 6. Demi-surdité. Un grand nombre de taches aux cuisses et aux jambes. Beaucoup sont devenues pétéchiales. Les troubles digestifs persistent. Sudamina.

Le 7. Même état. Les troubles digestifs et surtout les vomissements continuent.

Le 8. Les vomissements ont cédé à la glace et aux boissons gazeuses, mais dyspnée, signes de congestion légère. Cœur rien. Carphologie.

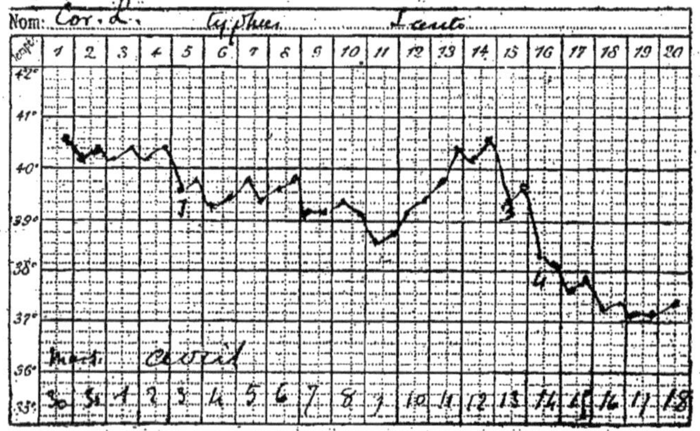

1. Eruption. — 2. Vomissements et melæna. — 3. Les vomissements cessent. — 4. Défervescence.

Le 9. Les vomissements reparaissent. Epistaxis répétées. Délire toute la nuit.

Le 10. Pas de vomissements, mais continuation du délire. Les signes de congestion n'existent plus.

Le 11. Demande à se lever, dans son délire.

Le 12. Le délire, qui avait été triste jusqu'ici, devient gai. Le malade chante. Les épistaxis continuent. Les vomissements reparaissent incoercibles, le malade ne peut rien garder. On recourt au lavage de l'estomac.

Le 13. Les vomissements continuent : deux lavages.

Le 14. Même état : deux lavages. Melæna.

Le 15. Les vomissements cessent. Les taches s'effacent.

Le 17. Les vomissements n'ont pas reparu. L'éruption est presque effacée. Plus de délire, mais prostration. Depuis la veille on peut croire à la défervescence.

Le 18. Amélioration; torpeur moindre. Demande à manger.

Les jours suivants, le mieux continue.

Le 22. On note, sur les hypochondres, une fine desquamation. La convalescence a été rapide et le rétablissement complet.

RÉSUMÉ

Incubation : 17 jours.

Invasion : 4 jours.

Eruption : 14 jours.

Durée totale : 18 jours.

La fréquence des épistaxis et des vomissements, la ténacité de ces derniers, les sudamina, les troubles digestifs très accusés, sont à signaler dans cette observation.

OBSERVATION XII

Theu... (A.), 41 ans. Vient du Dépôt et a été transféré à la Santé le 25 mars. Il est admis à l'infirmerie de la maison le 30 mars.

Etat, le 30 mars. La prostration est telle qu'aucun renseignement ne peut être obtenu.

A l'examen on remarque dans le creux sus-claviculaire droit des ulcérations vraisemblablement tuberculeuses. Dans l'aisselle droite un ganglion hypertrophié, induré.

L'auscultation révèle des lésions, mais peu avancées, du sommet droit. Aux deux bases existent des râles de congestion. Contractions spasmodiques des doigts, tremblement des mains et de la langue. Rien au cœur, rien dans les urines. T. 40°,5.

Le 31. Même état, obtusion intellectuelle encore plus accusée. T. 39°,8.

Le 1er avril. Le malade laisse aller ses matières sous lui, il a la diarrhée. Il devient en plus complètement sourd. T. M. 39°,4 ; T. S. 39°,8.

Rien de nouveau durant quatre jours, la température reste au voisinage de 40°.

Le 5. On remarque quelques taches sur la poitrine et l'abdomen. T. M. 39°,2 ; T. S. 39°,6.

Les jours suivants, amélioration générale. L'éruption n'augmente pas. La température reste entre 39° et 39°,5, jusqu'au 8 où elle atteint 39°,8 (crise).

Le 9. La température tombe à 38°4. C'est le commencement de la defervescence qui se fait en quatre jours. Aucune tache ne devient ecchymotique. La diarrhée cesse. La prostration diminue.

Le 10. Les taches commencent à s'effacer.

Le 12. La surdité disparaît.

Le 15. Le malade demande à manger. Il n'y a plus qu'un peu de torpeur. Convalescence à dater de ce jour. Pendant la convalescence, le ganglion axillaire est complètement suppuré, drainage.

RÉSUMÉ

Incubation : Environ 8 jours.

Invasion : 6 jours.

Eruption : 10 jours, la défervescence était finie le 13 en lysis.

Durée totale : 16 jours.

Chez ce malade, il y a eu *catarrhe* de presque tous les organes, mais ce sont les *troubles nerveux* qui ont dominé. En somme, cas très simple.

OBSERVATION XIII

Bil... (Ed.), 20 ans, menuisier. Arrêté le 18 mars. Après deux jours au Dépôt, est envoyé le 21 mars à la Santé. Pas de maladie antérieure. Le 2 avril tombe malade, mais ne se présente à la visite que le 6 avril.

Etat, le 6 avril. Visage congestionné. Conjonctives injectées. Répond difficilement aux questions, mais est sans délire. Langue sèche, grillée, blanche au centre, rouge aux bords. Il est déjà en *éruption*. Taches sur tous le corps, particulièrement sur la poitrine.

Signes généraux. Stupeur dans le jour. Insomnie dans la nuit du 6. *Fièvre* 39°,8 matin et 40°,6 soir.

Signes fonctionnels. Bronchite et congestion. Céphalalgie violente. Plaintes continuelles. Anorexie. Constipation. Pouls petit et rapide. Surdité.

Le 7. Même état. Vomissements, prostration plus profonde; calme, tranquille la nuit. Le jour, la température reste à 40°.

Le 8. L'état reste le même, mais les taches sont devenues purpuriques.

La température se maintient très élevée.

Le 9 au matin. Mort. La température est à 40°.

Nom:	1	2	3	4	5	6
42°						
41°						
40°						
39°						
38°						
37°						
36°						
35°						

1. Malade depuis quatre jours, lors de l'entrée; il est déjà en éruption. Température sans cesse ascendante.

RÉSUMÉ

Aucune des périodes ne peut être exactement déterminée, le malade n'a pu être observé que trois jours. Il était en pleine éruption lorsqu'il a été vu pour la première fois, approximativement, on peut dire :

Incubation : 14 jours.

Invasion : 4 jours au maximum du 2 au 6, puisque le 6 l'éruption existait.

Eruption : ?. Meurt le quatrième jour de l'éruption. Peu de taches purpuriques, mais l'exanthème était abondant, les taches presque confluentes.

PARIS. — IMPRIMERIE A. LANIER ET SES FILS, 14, RUE SÉGUIER.

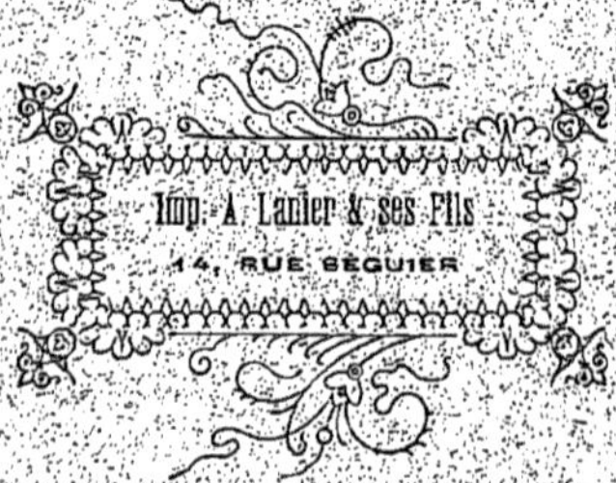
Imp. A. Lanier & ses Fils
14, RUE SÉGUIER

www.ingramcontent.com/pod-product-compliance
Ingram Content Group UK Ltd.
Pitfield, Milton Keynes, MK11 3LW, UK
UKHW020432230726
13925UKWH00004B/1705